Dr. Georges MOULINAC

Médecin aide-major des Troupes coloniales

Les limites

de

la Néphrectomie

dans

la Tuberculose rénale bilatérale

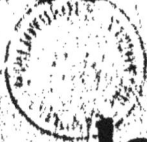

BORDEAUX
IMPRIMERIE DE L'UNIVERSITÉ

Dʳ Georges MOULINAS

Médecin aide-major des Troupes coloniales

✢

Les limites

de

la Néphrectomie

dans

la Tuberculose rénale bilatérale

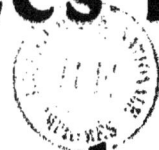

BORDEAUX

IMPRIMERIE DE L'UNIVERSITÉ

Y. CADORET

17, Rue Poquelin-Molière, 17

1916

A LA MÉMOIRE DE MES GRANDS-PARENTS

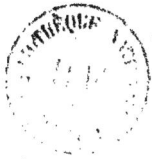

A MA MÈRE, A MON PÈRE

QUE J'UNIS DANS LE MÊME SENTIMENT D'AFFECTION

A TOUS LES MIENS

A mon ami Maurice COINDREAU

A Monsieur le Docteur Jules COINDREAU

Médecin major de 1re classe,
Chevalier de la Légion d'honneur.

A Monsieur le Docteur SAVIGNAC

Médecin major de 1re classe des Troupes coloniales,
Médecin-chef du 8e régiment d'Infanterie coloniale,
Chevalier de la Légion d'honneur.

A Monsieur le Docteur DARGEIN

Médecin de 1re classe de la Marine,
Chevalier de la Légion d'honneur

A LA MÉMOIRE DE MES CAMARADES

DE L'ÉCOLE DU SERVICE DE SANTÉ DE LA MARINE ET DES TROUPES COLONIALES

TUÉS A L'ENNEMI

A MES CAMARADES

DE LA MARINE ET DE L'ARMÉE COLONIALE

A Monsieur le Docteur JAN

Médecin général de la Marine,
Directeur de l'École principale du Service de Santé de la Marine et des Colonies,
Commandeur de la Légion d'honneur,
Officier de l'Instruction publique.

A Monsieur le Docteur GOMBAUD

Médecin principal de la Marine,
Sous-Directeur de l'École principale du Service de Santé de la Marine et des Colonies,
Chevalier de la Légion d'honneur,
Officier de l'Instruction publique.

A Monsieur le Docteur DUFRANC

Médecin de 1re classe de la Marine,
Professeur de Pathologie interne à l'École principale du Service de Santé
de la Marine.

A mon Président de Thèse,

Monsieur le Docteur POUSSON

Professeur de Clinique des maladies des voies urinaires à la Faculté de Médecine de Bordeaux,
Chevalier de la Légion d'honneur,
Officier de l'Instruction publique.

AVANT-PROPOS

A la fin de notre congé d'études, au moment de quitter définitivement cette Faculté de Bordeaux où nous nous retrouvons
dans des circonstances pénibles après une absence de près de
deux années, nous tenons à exprimer nos sentiments de gratitude à tous ceux qui, au cours de nos études médicales, ont été
bienveillants à notre égard.

Nous remercierons tout particulièrement M. le professeur
Pousson qui a bien voulu accepter la présidence de cette thèse
et se montrer plein d'indulgence pour un travail préparé dans
des conditions déplorables, dans l'énervement de combats
incessants.

MM. les professeurs Chavannaz, Moure, Villar, Dubreuilh,
Moussous nous ont toujours accueilli dans leurs services et c'est
au moment où nous allons nous trouver livré à nous-même que
nous tenons à les remercier de leurs leçons cliniques et du
profit que nous nous sommes efforcé de retirer de leur ensei-
gnement.

Nous regrettons que le licenciement, pendant la durée de la
guerre, de l'École du Service de Santé de la Marine ne nous
permette pas de pouvoir exprimer de vive voix tous nos remer-
ciements à MM. les Professeurs qui nous ont guidé dans nos
études : M. le médecin général Jan qui nous a toujours témoigné
une bonté et une affabilité toute paternelle, M. le sous-directeur Gombaud s'efforçant autant que possible de concilier la
bienveillance avec la discipline et M. le professeur Dufranc qui

nous a suivi et conseillé à l'École de Toulon, puis à Bordeaux, ont tout particulièrement droit à notre gratitude.

Enfin nous ne reconnaîtrons jamais assez tout le bénéfice que nous avons pu retirer, au cours de nos études, des conseils et de l'aide constante que nous donna M. le médecin-major Coindreau. Il guida nos premiers pas dans la carrière médicale, il s'est efforcé de nous apprendre à aimer notre art et c'est un témoignage de notre grande affection et de notre profonde reconnaissance que nous avons tenu à lui donner ici.

LES

LIMITES DE LA NÉPHRECTOMIE

DANS LA TUBERCULOSE RÉNALE BILATÉRALE

INTRODUCTION

La question de l'intervention dans les cas de tuberculose rénale bilatérale est encore très complexe, parce qu'elle est subordonnée à la connaissance et à la solution de plusieurs problèmes que tout chirurgien doit poser et résoudre avant même de tenter toute opération. Malgré l'importance et le nombre des travaux de toutes sortes relatifs à ces questions et parus à ce jour, la plupart de ces problèmes que suscite l'intervention ou l'abstention en cas de néphrobacillose double sont encore obscurs et incertains.

Nous verrons en effet, dans le cours de notre étude, que la nécessité de l'intervention et la manière d'intervenir sont fonctions de l'état du rein que nous laissons en place et qui doit assurer tout seul la fonction d'excrétion urinaire, et la connaissance exacte de l'état fonctionnel de cet organe guide la main de l'opérateur.

Nous verrons, par la suite, combien cette question du rein

adelphe présente encore aujourd'hui de difficultés, malgré les moyens de diagnostic nouveaux qui sont, à l'heure actuelle, à la disposition du clinicien.

D'ailleurs les questions qui touchent au problème de la pathogénie présentent, elles aussi, de nombreuses lacunes. Où commence la néphrobacillose? Par quelle voie le bacille de Koch arrive-t-il jusqu'au rein? Si ces voies sont multiples, quelle est l'importance et la fréquence de chacune d'elles? Comment se fait la propagation de l'infection à travers le parenchyme rénal? Par quel processus le bacille de Koch gagne-t-il les calices, le bassinet, l'uretère, la vessie, le rein adelphe? Problème d'une complexité extrême et que les auteurs s'efforcent d'approfondir de plus en plus.

Enfin, à côté du processus progressif de l'infection tuberculeuse, y a-t-il possibilité d'une guérison spontanée, de régression des lésions, ou tout au moins d'arrêt dans la tuberculisation qui rendrait possible et efficace l'emploi d'un traitement spécifique et médicamenteux? Toutes questions qu'il faut connaître pour être à même d'apprécier la valeur d'une intervention chirurgicale. En toute franchise, qui donc, à l'heure actuelle, peut se dire suffisamment éclairé sur tous ces points, si imbu que l'on puisse être par des théories thérapeutiques préconçues et exclusives?

C'est précisément à ces différents problèmes que nous nous proposons d'apporter dans notre étude, non pas une solution, mais une très modeste contribution.

Après quelques lignes consacrées à l'historique de la néphrectomie et aux statistiques relatives à la fréquence de la bilatéralité de l'affection tuberculeuse rénale, nous allons essayer d'exposer très rapidement la pathogénie de l'infection d'un rein, son congénère étant atteint primitivement.

Puis nous nous efforcerons d'indiquer les moyens cliniques et de laboratoire avec lesquels le chirurgien sera appelé à poser le diagnostic d'une tuberculose des deux reins et à déterminer le degré des lésions propres à chacun d'eux. Enfin nous essaierons, dans une courte étude clinique, de classer les diverses physionomies sous lesquelles la néphrobacillose double peut se rencontrer, de faire ressortir les différents cas que l'on trouve en clinique suivant les lésions dissemblables des deux côtés et de dégager les indications et les limites de l'intervention chirurgicale, d'après chaque modalité de la double infection.

HISTORIQUE ET STATISTIQUE

La question de la tuberculose rénale peut se diviser en trois périodes. La première commence avec Rayer (*Traité des maladies du rein*, 1841). Avant lui, plusieurs auteurs, Morgani, Ammon, Bayle, Howship, Maréchal, Bailhé, Wilson, Pasquet, Kœnig, entre autres, avaient décrit sous différents vocables des lésions qui, en réalité, semblent se rattacher à la tuberculose des reins. Rayer recueillit ces différents documents et y joignit de nombreuses observations personnelles qu'il a rapportées tout au long dans son ouvrage et pour la première fois il donne une description complète des lésions qu'il put observer.

La deuxième période constitue la phase « histologique et bactériologique » : Wirchow établit la nature de la lésion et Koch découvre l'agent pathogène de l'infection. Lancereaux, Guyon, Tuffier en France, Künster, Iscaël en Allemagne, Morris en Angleterre ouvrent le champ aux observations.

La tuberculose rénale fut alors identifiée comme les autres tuberculoses viscérales. On y découvrit la présence de bacilles de Koch, de follicules tuberculeux et Riller, Barthez, Lancereaux, isolèrent la forme miliaire, d'origine sanguine, et la forme caséeuse qui serait une forme ascendante.

Dès 1881, les recherches expérimentales avaient commencé à se multiplier. Les travaux de Cornil et Brault, Conheim, Lécorché, Tuffier, de Künster, d'Israël, se proposent de rechercher la voie d'accès du germe pathogène et le mode d'envahissement dans les reins.

La troisième période est celle dans laquelle nous vivons encore actuellement. On peut la dénommer « période chirurgicale », mais elle a puissamment contribué au développement des études anatomo-pathologiques.

C'est à G. Simon d'Heidelberg que reviendrait l'honneur d'avoir pratiqué avec succès la première néphrectomie chez une femme qui présentait une fistule urinaire sus-pubienne (2 août 1861). Walcott (1862), Spiegeberg (1867), Spencer-Wells (1869) effectuèrent après lui des extirpations rénales qui n'auraient d'ailleurs été qu'accidentelles.

En 1870, Gilmore pratique une néphrectomie pour rein mobile tuberculeux chez une femme enceinte de cinq mois et qui guérit. En Amérique, Peters fait la première néphrectomie en 1872 pour tuberculose rénale, et cette innovation pratiquée deux ans après la première néphrostomie pour tuberculose du rein par Bryant eut un résultat fâcheux : le sujet mourut par anurie. Rocher, en 1876, employa pour la première fois la voie transpéritonéale ; Thornton, Morris, Lawson, Harris, Czerny, von Bergman, Billroth, Langenbeck pratiquent à leur tour la néphrectomie pour bacillose des reins.

En France, cette opération chirurgicale eut plus de mal à s'implanter. Condamnée par Nepveu, en 1876, « au nom de la saine critique et de l'art », ce n'est que vers 1880 que la première néphrectomie fut tentée par Le Fort, sans succès d'ailleurs. Lucas Clément, la même année, faisait la deuxième. Baker, en 1881, pratiqua la troisième et obtint un bon résultat. Ce n'est en réalité que de 1895 à 1900 que la néphrectomie pour tuberculose rénale fut instituée de parti pris. Israël, Künster en Allemagne, Albarran en France furent les principaux champions de ce procédé opératoire appliqué à la tuberculose des reins.

Dès lors, les pièces opératoires recueillies à des stades de plus en plus précoces de l'infection ont permis de réviser bien des points, cependant que les expérimentations continuaient pour éclaircir la pathogénie des lésions.

Albarran (Congrès de chirurgie de 1897), Carlier, au IIᵉ Congrès d'urologie, fixent les indications opératoires dans les néphrobacilloses. Gayon et Albarran (1898) présentent à l'Association française de chirurgie un important rapport d'où il résulte que la néphrectomie dans la néphrobacillose joue un rôle essentiel et que la néphrectomie ne constitue qu'une opération palliative pour les cas trop avancés.

Alors paraissent les travaux de Nitzé sur la cystoscopie, puis ceux de Casper, d'Albarran, d'Imbert sur le cathétérisme urétéral, et l'infection tuberculeuse des reins est certainement l'affection qui bénéficie le plus de ces nouveaux procédés de diagnostic. Depuis, l'on voit se multiplier les publications, les monographies, les mémoires, les statistiques sur le traitement chirurgical de la néphrobacillose.

Au Congrès international de médecine (1900), M. le professeur Pousson donne des statistiques sur la mortalité après la néphrectomie. En 1902, Michon, au Congrès d'urologie, présente un rapport sur l'intervention dans la tuberculose rénale. Cathelin et Luys décrivent la séparation intravésicale des urines au moyen d'un appareil de leur invention.

A chaque session de l'Association française d'urologie, la néphrobacillose soulève des discussions intéressantes : en 1904, ce sont les rapports de Casper, Albarran, Cathelin, Pousson, Franck, Rafin ; en 1905, Desnos, Delbet, Le Fur, Pousson (*Annales génito-urinaires*, 1905) soulèvent la question de l'intervention au cas de lésions bilatérales.

En 1907, Dubot (*Annales de la policlinique centrale de Bruxelles*) ne pratique la néphrostomie que pour des lésions bilatérales avancées et préconise la néphrectomie pour tous les autres cas.

Heresco, en 1908, se montre partisan de la néphrectomie si les lésions du rein adelphe sont peu marquées. Par contre, Brougersma, Ceccherelli préfèrent une néphrostomie palliative.

En 1909, paraissent la thèse de Pages, les rapports de Guisy, les résultats de Desnos et Minet sur les lésions rénales bilatérales. Legueu, la même année, consacre au traitement de la tuberculose rénale un important chapitre dans son *Traité d'urologie*.

Au Congrès d'urologie de Vienne 1911, Israël, Wilbolz insistent sur les suites éloignées de la néphrectomie ; la même année paraît la thèse de Brisset qui condense les travaux des Congrès d'urologie. En 1912, la question de l'intervention a été agitée au Congrès international de la tuberculose à Rome. La même année, la publication des observations de Rochet et Thévenot et le rapport de Legueu et Chevassu sur le traitement des tuberculoses urinaires éclairent la question des limites de l'intervention sanglante.

Enfin en 1911, à la Société internationale d'urologie, la question de l'intervention dans la tuberculose rénale bilatérale s'est posée avec plus de vigueur encore.

Les rapports de Casper, Wœlcher, Legueu, Eckhorn, Alessandri, Nicolich, Wilbolz, Hogge, Perrier, Marion, Chevassu, Heintz, Boyer, Marion, Pousson, ont contribué à fixer les idées sur l'opportunité d'intervenir.

Quant à la question de la fréquence de la bilatéralité des lésions, par rapport à la généralité des cas, il semble ressortir des statistiques, que si nous ne tenons pas compte de la granulie rénale qui n'est qu'un épisode de l'infection bacillaire généralisée, la tuberculose est le plus souvent localisée à un seul rein.

En réunissant les statistiques de Roberts, Dickinson, Morris, Guyon, on trouve, sur un total de 205 cas, 99 malades atteints d'un seul côté (Vigneron, thèse Paris). Sur 32 pièces d'autopsie Albarran, en 1899, signale 31 cas de lésions unilatérales.

En 1905, sur 69 pièces du musée Guyon, il trouve 53 lésions unilatérales et 16 lésions des deux reins. Il conclut à une proportionnalité de 15 à 20 p. 100 de lésions rénales bilatérales. « Dans la plupart des cas, écrit-il, la tuberculose rénale est unilatérale. J'ai étudié, dans 61 cas de tuberculose rénale, les urines des deux reins recueillies séparément par cathétérisme urétéral. Sur ce nombre, j'ai trouvé 56 lésions unilatérales et 6 lésions doubles ».

Krönlein, sur 9 observations d'autopsie, trouve deux cas de lésions bilatérales nettes, un cas de néphrite parenchymateuse dans le rein adelphe et six de lésions d'un seul côté.

Brougersma, dans son rapport sur la pathogénie de la tuberculose rénale et les indications opératoires (Congrès urologie, Paris, 1908), conclut à un pourcentage de 14 p. 100 de lésions doubles et il porte ce chiffre à 53,3 p. 100 pour les observations relatives à des enfants.

Nous reproduisons ici la statistique d'autopsies donnée par ce même auteur.

	Total	Unilatérale	Bilatérale
Roberts,.................	32	19	13
Dickinson.................	95	47	48
Morris.................	15	7	8
Guyon.................	12	4	8
Gaultier	51	29	22
Tilden Brown.............	23	15	8
Steinthal.............	24	12	12
Isermeyer.............	95	58	35
	347	191	154

La proportion des cas de lésions bilatérales serait ainsi beaucoup plus forte qu'on ne l'admet généralement. Par ces données, on obtient 44,6 p. 100 de bilatéralité pour 55,30 p. 100 de lésions d'un seul rein.

Par contre, Motz, sur 111 nécropsies, ne trouve que 11 cas de lésions doubles; Legueu n'en signale que 5 sur 45 examens. En définitive, d'après les chiffres précédents, on peut dire, avec Brisset (thèse 1911), qu'au moment où le chirurgien voit le malade, la proportion des cas avec lésions doubles varie de 10 à 20 p. 100. Mais il est fort possible aussi qu'au déclin de la vie, le deuxième rein perde beaucoup de sa résistance à l'infection et soit atteint à son tour par le processus tuberculeux, ce qui expliquerait la plus grande proportion de lésions bilatérales dans les cas d'autopsie que lors de l'examen clinique.

CHAPITRE PREMIER

Symptômes et Diagnostic.

Symptômes.

Parmi les symptômes de la tuberculose des reins, si bien décrits par Braun et Cruet dans leur étude sur le diagnostic précoce de la tuberculose rénale, les uns, insidieux, ne sollicitent guère l'attention du malade; ce sont : la polyurie claire, puis trouble, et l'albuminurie prémonitoire.

Les autres sont, au contraire, des symptômes bruyants et nettement indicateurs : l'incontinence d'urine, surtout chez les enfants, l'hématurie, la douleur.

Avant d'étudier les divers symptômes de cette affection bacillaire rénale, nous tenons à faire remarquer que souvent certaines tuberculoses du rein se manifestent au début par des signes cliniques trompeurs, pouvant ainsi égarer le diagnostic. Ce sont, par exemple, des coliques néphrétiques qui amènent le praticien à supposer l'existence d'une lithiase rénale, c'est la forme dite : forme douloureuse de Tuffier; c'est parfois aussi une épididymite bacillaire qui cache une tuberculose rénale latente. Au Congrès d'urologie de 1910 (Moscou), Desnos, Camelot ont signalé plusieurs cas de ce genre, chez lesquels la néphrectomie montra l'existence de cavernes du rein, multiples et volumineuses.

Dans notre étude des symptômes de l'affection bacillaire rénale, nous examinerons successivement les symptômes vésicaux et les symptômes rénaux. Nous dirons ensuite quelques mots sur les formes cliniques que l'on peut rencontrer dans l'évolution de cette affection, suivant les lésions réciproques de l'un et de l'autre rein.

D'une façon générale, les symptômes vésicaux sont les plus importants pour faire le diagnostic de la tuberculose rénale et ils sont les plus constants. Ils traduisent la lésion rénale comme la douleur à l'épaule droite est révélatrice de certaines affections hépatiques.

D'abord d'origine réflexe, les signes vésicaux correspondent plus tard à des lésions de cystite banale ou, plus généralement, de cystite tuberculeuse. D'après Wagnet, la cystite serait tuberculeuse dans 50 p. 100 des cas; selon Israël, dans 40,9 p. 100; d'après Bœckel, cette proportion serait encore plus forte et ces faits paraissent confirmés par les travaux de Pousson. Legueu, Clément, Agostini.

Au début, les urines sont claires et les troubles vésicaux sont alors de trois sortes :

1° Des troubles moteurs : irritabilité vésicale par crises brusques, passagères, intermittentes. Ces phénomènes seraient dus à des poussées de congestion vésicale et l'examen bactériologique de l'urine décèle la présence du bacille de Koch.

Tout examen instrumental devient à peu près impossible pendant les crises;

2° Des troubles sensitifs consistant en cystalgie ;

3° Des troubles de la miction.

Ils sont caractérisés par de la pollakiurie diurne et surtout nocturne qui va quelquefois jusqu'à l'incontinence, par de la polyurie qui paraît être la cause de la pollakiurie. Cette polyurie est elle-même liée à des troubles de la circulation et de l'innervation constituant ce que l'on appelle le réflexe réno-vésical.

A l'examen cystoscopique, on trouve de la rougeur généralement localisée à l'angle antérieur du trigone.

Dans une deuxième période, les urines, de claires, deviennent troubles; le rein déverse, en effet, du pus dans la vessie : c'est la cystite tuberculeuse qui est en voie d'évolution.

Les urines présentent alors un aspect bien caractéristique. Ce sont les « urines rénales » de Guyon. Elles sont pâles, rappelant le sirop d'orgeat ou l'absinthe. On y remarque un dépôt blanchâtre, crayeux, à reflets verdâtres. On cite aussi des cas d'urines alternativement claires et purulentes. D'après Zuckerkandl, cet état s'expliquerait, dans certains cas tout au moins, par une rétention urinaire passagère dans l'uretère correspondant au rein nettement atteint. C'est dans cette deuxième phase que les symptômes vésicaux prennent toute leur importance.

Au début, la vessie a encore une capacité assez bonne; l'examen cystoscopique, qui reste facile en dehors des crises de congestion, montre des lésions généralement cantonnées à l'orifice urétéral.

La douleur est d'abord peu intense. C'est plutôt une gêne qu'une véritable douleur. Le malade éprouve une sensation de pesanteur à l'hypogastre, de gêne dans la marche ou dans la station assise, de brûlure au niveau du périnée chez l'homme, à la vulve chez la femme. Enfin la miction est douloureuse, principalement pour les dernières gouttes et l'on observe souvent quelques hématuries.

Il convient de ne pas confondre ces hématuries terminales qui sont d'origine vésicale avec les hématuries rénales. Celles-ci sont spontanées, elles ne sont nullement influencées par le mouvement ni diminuées par le repos.

Les hémorragies vésicales sont peu abondantes, sauf au cas d'ulcérations très étendues.

La fréquence des mictions est variable, obligeant le malade à uriner toutes les deux heures, parfois toutes les heures, toutes les demi heures et même souvent plus encore. La pollakiurie est généralement plus prononcée la nuit que le jour (Bazy). Les mictions deviennent impérieuses, mais il s'agit plus habituellement de fausse incontinence plutôt que d'incontinence vraie.

L'évolution de la tuberculose vésicale progressive s'augmente peu à peu d'infections secondaires; c'est la période de cystite véritable qui commence. L'examen de la vessie au cystoscope devient alors très difficile sinon impossible, par suite de l'intolérance de la vessie dont la capacité physiologique est très réduite.

C'est à ce stade de l'évolution de la maladie que tous les symptômes dont nous venons de parler s'exagèrent. Les mictions deviennent de plus en plus fréquentes. Le malade urine toutes les dix minutes et même plus souvent Des douleurs vésicales atroces rendent tout sommeil impossible (Cystites rebelles de Pasteau, cystite douloureuse de Hartmann). Ces douleurs sont causées par le contact de l'urine avec les ulcérations tuberculeuses du col et elles augmentent dans la station verticale ou pendant la marche.

La miction est de plus en plus douloureuse, surtout pour les dernières gouttes et l'émission d'urine est suivie de ténesme vésical.

Le malade ressent le besoin d'uriner même lorsque la vessie est vide, par suite de la contracture douloureuse du muscle vésical.

Les urines sont troubles, purulentes et acides. C'est surtout à ce stade de l'évolution de la maladie que l'on observe de la rétention incomplète d'urine. Pour éviter les contractions vésicales très douloureuses, les malades s'efforcent de ne pas vider leur vessie. Par contre les cas de rétention complète sont plus rares. La rétention complète tiendrait principalement à un spasme sphinctérien intense au point d'empêcher toute exploration.

Enfin, au stade ultime de l'évolution, les malades n'urinent plus que par regorgement. Le muscle vésical est entièrement détruit. C'est surtout à ce moment-là que l'on peut observer l'incontinence vraie. C'est une incontinence purement mécanique, le malade ne retient plus ses urines parce que le muscle vésical est en partie détruit par les ulcérations tuberculeuses. Les phénomènes douloureux sont d'ailleurs moins intenses, la vessie échappant, en effet, à la mise en tension, facteur essentiel de la douleur.

Après avoir donné un aperçu des divers symptômes vésicaux qui sont nets, précis et permettent de faciliter le diagnostic aux différents stades de la maladie, nous allons passer en revue les symptômes rénaux qui souvent, même à des périodes avancées de la maladie, sont beaucoup moins accusés.

Polyurie, pyurie, albuminurie, douleurs, hématuries, tels sont les symptômes habituels. Les symptômes objectifs, fait remarquer Bœckel, hormis les cas de volumineuse hydronéphrose, n'ont généralement pas grande valeur. D'une part, en effet, le rein peut rester très longtemps malade sans augmenter de volume ou tout au moins sans être perceptible à la palpation. D'autre part, étayer un diagnostic sur ce seul signe clinique conduit souvent à des méprises désagréables. Le rein hypertrophié est souvent le moins atteint. Quelquefois, mais assez rarement, les symptômes rénaux sont assez nets pour rentrer dans l'une des formes cliniques que décrivent certains auteurs :

La forme pyélonéphrétique de Marion.
>>   hématurique de Tuffier, Albarran, Pousson.
>>   douloureuse   >>   >>   >>

Nous allons donner quelques détails sur ces trois formes, et dans l'exposé clinique auquel nous consacrerons le prochain paragraphe, nous nous bornerons à rappeler ces trois modes de l'affection pour éviter des redites inutiles.

De toutes ces formes, la plus importante au point de vue du diagnostic, est la forme hématurique. Certains chirurgiens ont observé des hématuries si abondantes et si compromettantes qu'ils ont été conduits à opérer pour y mettre fin.

Quelquefois, observées à la période du début, et dans ce cas très abondantes, ces hémorragies se produisent à la période de caséification du rein. Elles s'expliquent soit par une congestion, elles sont alors répétées et variables, soit par l'ulcération d'un vaisseau sanguin par le processus tuberculeux; hémorragies abondantes qui mettent le sujet en danger de mort.

Il peut aussi exister une forme purulente type, à symptomatologie nettement indiquée et que l'on rencontre au stade de caséification rénale : c'est la forme pyélonéphrétique. Le rein est en partie détruit, il présente des cavernes nombreuses et volumineuses qui déversent dans le bassinet une énorme quantité de pus que l'examen des urines décèle facilement. Ce sont les urines à dépôt crayeux, à reflets verdâtres dont nous avons déjà parlé à propos des symptômes de cystite. Une pyonéphrose fermée peut s'établir par suite d'une oblitération passagère de l'uretère : les urines sont claires, la vessie ne recevant plus que l'urine provenant du rein le moins atteint. Au bout de quelque temps après la disparition du grumeau caséeux, il se déverse dans la vessie une quantité considérable de pus. Cette pyurie augmente l'infection du sujet en ouvrant la porte aux infections secondaires et hâte le progrès de la cachexie.

La forme douloureuse se caractérise par la prédominance du symptôme douleur qui, généralement, se présente sous forme d'accès paroxystiques rappelant les crises de lithiase rénale. Aucun palliatif habituel ne peut les calmer. Ces douleurs peuvent avoir plusieurs origines. C'est d'abord une obstruction plus ou moins complète de l'uretère par des grumeaux sanguins ou caséeux qui peuvent amener ces paroxysmes douloureux. La douleur peut également être causée par la distension passagère du rein à la suite d'une rétention purulente dans les cavernules de l'organe ou bien encore par des lésions de périnéphrite intense.

Nous nous proposons de donner ici quelques indications relatives aux formes cliniques de la tuberculose rénale bilatérale. Nous serons très bref étant en effet amené de nouveau sur cette question dans le chapitre relatif aux traitements d'après les formes que prend la maladie.

Dans une première série de faits, et c'est le cas le plus habituel, les deux organes sont à peu près atteints simultanément par des lésions analogues au même stade évolutif. Ici, la tuberculose est restée discrète pendant longtemps sans donner lieu à aucun symptôme qui puisse attirer sérieusement l'attention du malade. Brusquement, le sujet est pris de phénomènes de cystalgie avec hématuries légères et sensation douloureuse dans la région lombaire. Le premier symptôme qui, généralement, attire l'attention est la pollakiurie; les mictions sont plus abon-

dantes et le malade urine toutes les deux heures, plus souvent
même. La miction s'accompagne de douleur avec sensation de
pesanteur dans la région lombaire avec irradiation dans l'aine
et simulant, comme le fait remarquer Brisset, la colique néphré-
tique.

Parfois, au contraire, c'est l'hématurie qui constitue le symptôme essentiel. L'hémorragie est brusque, arrivant en pleine
santé, elle est capricieuse, irrégulière, plus ou moins abondante,
et le repos n'a aucune influence sur elle.

Examen du rein. — L'organe n'est pas augmenté de volume
et n'est pas senti à la palpation. Il est indolore. Les urines sont
claires et ne renferment pas d'albumine. Le culot centrifuge
renferme parfois des leucocytes plus ou moins déformés.

Ces symptômes, tels que nous venons de les indiquer très
sommairement, sont généralement indicateurs de tuberculose
rénale au début. Le diagnostic ne peut être officiellement confirmé à ce moment que par l'inoculation de l'urine dans la veine
mésentérique du lapin selon les conseils de Noguès.

Dans une deuxième série de faits : un rein est très fortement
touché par le processus tuberculeux, l'autre l'est modérément.
Dans l'un, la tuberculose est parvenue au stade de caverne,
avec grumeaux caséeux purulents contenant des bacilles de
Koch et pyurie abondante. Le rein est volumineux, le pôle supérieur se perçoit nettement à la palpation qui est douloureuse.
Des douleurs spontanées, intermittentes sont variables dans
leurs irradiations. Tantôt elles donnent l'illusion de véritables
crises de coliques néphrétiques, parfois de simples névralgies
lombaires.

Les hématuries sont fréquentes, peu abondantes, capricieuses
et donnent quelquefois, au fond du bocal qui reçoit les urines,
des caillots pouvant reproduire le moule de l'uretère (Brisset).
C'est à cette période où l'infection bacillaire est très avancée
dans l'un des deux reins, qui, sinon entièrement détruit, est du
moins incapable d'effectuer son service, que l'on peut observer
une prédominance nette de l'un des symptômes précédents donnant alors les formes que signalent les classiques :

Forme douloureuse.

Forme hématurique.

Forme pyélonéphrétique.

Nous avons déjà indiqué les caractères généraux de ces formes dans le paragraphe précédent, nous n'y reviendrons plus ici.

Par contre, l'autre rein est généralement peu touché, les lésions sont discrètes et le cathétérisme de l'uretère donne une urine assez claire contenant quelques leucocytes dégénérés.

La palpation n'est pas douloureuse. L'organe n'est pas augmenté de volume.

Dans un troisième ordre de faits, nous classerons les malades chez lesquels l'un des deux reins est atteint de lésions tuberculeuses nettes, décelables cliniquement et par le laboratoire. Le rein tuberculeux peut se rencontrer à tous les stades de l'évolution bacillaire, granulation miliaire discrète ou bien cavernes multiples, volumineuses, à contenu caséeux. L'autre rein est atteint de néphrite. « Lésions qui, comme le dit Albarran, sont de nature tuberculeuse dans leur origine, mais qui ne sont pas dues à la colonisation du bacille de Koch ».

Cette néphrite tuberculeuse peut se manifester sous différents aspects : soit sous forme d'albuminurie modérée de 0,15 à 0,50 avec ou sans cylindrurie, ou abondante pouvant dépasser 3 grammes ; soit sous forme de néphrite hydropique de Landouzy, Bernard avec grande albuminurie, urines rares, œdème fugace des paupières, des pieds et des mains pouvant aller jusqu'à l'anasarque. C'est l'ancienne néphrite méiocrasique de Bernard (1903).

Signalons enfin les cas, que l'on rencontre quelquefois, où les malades sont atteints de pyurie bilatérale. Il ne s'agit pas évidemment ici de la pyélonéphrite double banale qui peut se rencontrer en dehors de la tuberculose, mais du cas où l'un des reins donne du pus avec inoculation positive et l'autre en donne avec inoculation négative des urines.

Diagnostic.

Ce n'est généralement qu'à un stade avancé du processus tuberculeux que le malade atteint d'une double lésion bacillaire rénale se présente à la consultation d'un chirurgien. L'affection a été latente dans son évolution et n'a pas sollicité spécialement l'attention du patient.

Ce n'est donc plus ici un diagnostic précoce qu'il s'agit de faire; et si la douleur rénale, l'augmentation de volume de l'organe, l'hématurie constituent des symptômes classiques de l'infection bacillaire, ce sont, malgré tout, les symptômes vésicaux qui nous rendront le plus de services dans le diagnostic et qui auront la plus grande importance. En effet, en dehors des formes dites douloureuses, hématuriques, pyonéphrétiques où tel symptôme rénal prend une importance telle qu'il domine toute la symptomatologie, les signes cliniques rénaux sont plus ou moins inconstants et intermittents et le chirurgien ne doit pas compter sur eux d'une manière absolue pour étayer son diagnostic.

La vessie, comme nous l'avons déjà fait remarquer dans le paragraphe précédent, attire toujours l'attention du malade et du clinicien. Comme le fait observer Marion, « il faut bien savoir que, presque toujours, un malade atteint de tuberculose rénale n'attire pas l'attention du côté de son rein. Il vient pour des phénomènes vésicaux : pollakyurie, douleur à la fin de la miction, ténesme, pyurie, tous phénomènes de cystite dont la nature tuberculeuse sera facile à établir en raison de son apparition spontanée, des antécédents et des résultats de l'examen du pus ».

Le premier devoir du clinicien, après avoir constaté ces symptômes d'ordre vésical, sera de pratiquer aussitôt une analyse d'urine globale tant clinique que bactériologique et histologique dont les résultats seront d'un intérêt primordial et indispensable pour le diagnostic de la maladie.

Nous voici donc en présence d'un sujet qui, cliniquement, présente les symptômes de cystite que nous avons indiqués, dont les urines contiennent des leucocytes déformés et dégénérés et renfermant du pus avec bacilles de Koch dont l'inoculation au cobaye a été positive. La certitude s'impose et nous devons porter le diagnostic d'urine tuberculeuse.

Ce n'est là qu'une première étape dans la connaissance complète de la maladie. Les urines sont tuberculeuses, il y a cystite et probablement même cystite tuberculeuse qui, comme le fait remarquer Marion, n'est jamais primitive et succède, soit à une tuberculose génitale, soit à une tuberculose rénale. Mais de l'avis de la majorité des urologistes, les cas de cystites tuberculeuses consécutives à des lésions tuberculeuses des reins sont infiniment plus nombreux que les cas de lésions vésicales consécutives à des tuberculoses des vésicules séminales ou de la prostate. De prime abord, nous devons donc pencher plutôt en dehors de tout autre symptôme physique ou fonctionnel pour une lésion tuberculeuse du rein.

Mais c'est alors véritablement que commence toute la difficulté. Quel est le rein malade ? N'y a-t-il qu'un seul rein d'atteint ? Quel est l'état du rein adelphe ? Toutes questions d'une importance capitale, car le traitement et le pronostic sont essentiellement basés sur des solutions exactes de ce problème. L'état du deuxième rein règle la conduite du chirurgien et comme l'énonce fort judicieusement Kapsammer (*Nierendiagnostic in Nierenchirurgie*, 1907) : « Lorsque les moyens cliniques ordinaires prouvent d'une façon évidente que l'un des reins est détruit par la tuberculose, alors une seule chose importe, c'est l'état anatomique et fonctionnel de l'autre rein ».

Quel est, en premier lieu, le rein malade ? Dans les formes douloureuses, la palpation par les procédés de Guyon, de Glénard ou d'Israël, la recherche des points lombaires ou abdominaux (points de Bazy, de Guyon, de Pasteau), nous permettent de dépister le rein malade. Il convient de signaler ici la remarque d'Albarran. Le rein sain peut être douloureux et peut paraître augmenté de volume. Ces faits constatés par tous les chirurgiens urinaires, Tesson, Gauthier, Fayol (De l'état du rein du côté opposé dans la tuberculose rénale, *Lyon chirurgical*,

1er décembre 1910, p. 558), ont pu induire en erreur bon nombre d'opérateurs à une période où l'on ne possédait pas les moyens actuels d'exploration et qui ont souvent fait extirper un rein sain atteint simplement d'hypertrophie compensatrice, hypertrophie simple, sans néoformation canaliculaire ou glomérulaire attribuable à une néphrite légère, à une poussée compensatrice ou à des phénomènes de congestion. Souvent aussi dans les formes torpides de l'infection aucun signe subjectif ou objectif ne peut venir en aide à l'observateur. Aucun phénomène douloureux à la palpation, pas de tumeur, aucun symptôme qui permette de savoir quel est le rein atteint et quel est l'état du rein adelphe. Une seule chose reste certaine, l'urine renferme des bacilles de Koch. Une chose reste problable, il y a tuberculose rénale.

Mais le diagnostic précis, la certitude que tel rein est atteint, l'état respectif de l'un et de l'autre organe, l'examen direct est impuissant à nous les donner d'une façon certaine.

C'est alors que l'examen clinique s'aide de l'examen instrumental : la cystoscopie, le cathétérisme urétéral, la division des urines vont permettre au clinicien de porter un diagnostic de certitude. Ces méthodes instrumentales sont absolument indispensables à l'urologiste pour confirmer ou pour établir même le diagnostic de néphrobacillose.

Comme nous venons de le faire remarquer, la clinique, en s'aidant de la bactériologie (inoculation du cobaye), peut être suffisante pour affirmer l'existence d'une tuberculose rénale, mais la notion essentielle des lésions respectives des deux organes ne peut s'acquérir que par cet examen instrumental. Il va nous permettre de localiser exactement l'affection et de différencier la pyurie provenant d'une affection de l'appareil urinaire de la pyurie se rapportant à des lésions d'organes pelviens : collections appendiculaires, salpingiennes, psoïques ouvertes dans la vessie.

L'utilisation de ces moyens mécaniques n'est malheureusement pas toujours aussi facile qu'elle peut le paraître à première vue. Si les explorations vésicales se font facilement dans une vessie peu touchée par le processus tuberculeux, on conçoit à quelles difficultés on se heurte au stade avancé où nous supposons notre malade, alors que la cystite est intense, l'organe très douloureux, très sensible à la distension (à peine 30 ou 40 cc.), saigne abondamment et fait échec à toute exploration, même sous anesthésie.

Dans d'aussi mauvaises conditions, l'examen cystoscopique, le cathétérisme, la séparation des urines ne donneront pas toujours un résultat positif. Même en utilisant l'endoscope de Luys, on ne vaincra pas les difficultés du cathétérisme (Bœckel).

De l'avis des urologistes, ces cas sont heureusement rares, et tout examen instrumental doit être alors précédé d'un traitement convenable de la vessie.

Nous allons étudier avec un peu plus de détails ces moyens d'explorations cliniques et pour chacun d'eux nous donnerons quelques détails sur les renseignements qu'ils peuvent nous procurer.

1° *Cystoscopie*. — Le cystoscope a été inventé en 1879, par Nitzé. Depuis, de nombreux ouvrages ont été écrits sur la question et plusieurs se rapportent à la cystoscopie dans son emploi dans la tuberculose réno-vésicale. Citons ici la thèse de Poisson en 1906, la communication de Pasteau au XII° Congrès d'urologie, les articles de Sarradin et le mémoire de Barringer.

Pendant ces dernières années, de grands progrès ont été apportés à la cystoscopie, en particulier la transformation du cystoscope en appareil cystophotographique avec lequel on a pu obtenir de l'intérieur de la vessie des photographies extrêmement intéressantes, telles celles de Jacob et de Ringler. On a édité également des atlas cystoscopiques, tel celui de Kneisse et Rumpel renfermant des aquarelles du plus grand intérêt et d'un emploi très utile.

Depuis que nous savons mieux stériliser nos instruments, la technique de la cystoscopie est mieux assise et les contre-indications sont rares; ce sont : la fièvre, un très mauvais état général et des lésions prostatiques.

Résultats. — La cystoscopie et la cystophotographie nous donnent des renseignements précieux au point de vue du diagnostic; nous l'avons déjà dit, en effet, il est bien rare de voir évoluer une tuberculose rénale, sans lésions vésicales. Tantôt, surtout aux phases précoces, rougeur de la muqueuse vésicale au niveau de l'orifice de l'uretère d'un ou des deux reins malades, tantôt, surtout aux phases plus avancées de l'infection, les lésions vésicales sont plus prononcées et plus caractéristiques et se présentent sous forme d'ulcérations bacillaires.

Le fond, généralement peu excavé, granuleux, recouvert de pus est d'une teinte rose foncé au centre, jaunâtre vers la périphérie qui est légèrement surélevée. C'est ce que l'on appelle une ulcération en cupule. Quelquefois, mais très rarement, on peut remarquer au fond de l'ulcération une petite fente mince qui laisse écouler un petit filet sanguin continu, ou s'élever un petit panache sanglant comme une fumée rougeâtre (Pasteau). L'ulcération est habituellement cyclique, parfois en coup d'ongle, très souvent polycyclique, résultat de plusieurs ulcérations confluentes. Les bords de l'ulcération sont habituellement bien réguliers et nettement visibles. A leur niveau existe un petit liseré blanc, étroit, que limite extérieurement une petite couronne rouge constituée par un réseau très serré de petits vaisseaux sanguins et qui tranche franchement avec le reste de la muqueuse.

Ces ulcérations siègent en des points nettement déterminés sur les parois vésicales. Pasteau distingue quatre régions : 1° le trigone; 2° le col de la vessie; 3° les cornes vésicales; 4° la zone urétérale.

D'une façon générale, c'est particulièrement dans la zone urétérale correspondant au rein malade que se localisent les ulcérations tuberculeuses. Il n'y a plus de divergences à ce sujet parmi les auteurs. Ces ulcérations, dites en bordure, de Pasteau, s'accompagnent d'un œdème sous-muqueux et la partie centrale de la muqueuse paraît rétractée ou maintenue dans la profondeur. Elle se creuse de plus en plus, et, l'œdème aidant, la fente urétérale paraît beaucoup plus longue et même beaucoup plus large qu'en temps normal.

La muqueuse vésicale peut paraître saine partout ailleurs s'il n'y a pas d'infection secondaire ; mais, d'une façon générale, au voisinage des lésions urétérales, on rencontre des lésions beaucoup plus jeunes, tantôt simples plaques de rougeur diffuse, tantôt granulations miliaires confluentes.

Enfin le cystoscope, dans certains cas assez rares, peut nous montrer des lésions tuberculeuses particulières qui donnent leur nom à la forme de la bacillose : forme dite néoplasique d'Oraison, forme de cystite framboisée de Gauthier qui peuvent faire croire à la présence d'une tumeur.

Par ce qui précède, nous voyons donc que la cystoscopie constitue un élément de diagnostic extrêmement précieux dans la tuberculose rénale. Par la localisation des lésions bacillaires à un stade un peu avancé de l'infection, nous pouvons ainsi nous rendre compte si l'un ou les deux reins sont infectés. Mais les renseignements fournis ne permettent pas un diagnostic précoce, alors que l'infection n'a pas encore touché la vessie. D'autre part, il ne suffit pas de savoir quel est le côté malade. Il faut connaître aussi, les deux reins étant touchés, quel est le plus malade et quel est l'état fonctionnel de celui qui est le moins lésé.

Pour opérer, il faut connaître l'état anatomique et fonctionnel de chaque rein ; l'organe qui doit être conservé doit être suffisamment capable d'assurer à lui tout seul la fonction d'élimination. Le cathétérisme urétéral bilatéral nous permettra seul cette constatation.

2° *Cathétérisme de l'uretère.* — Le cathétérisme de l'uretère a pour but de recueillir séparément les urines de chacun des deux reins avant leur passage dans la vessie.

Pour y parvenir, deux procédés se partagent la faveur des chirurgiens : le cathétérisme et la division des urines. On a proposé également d'utiliser la compression digitale d'un uretère, tandis que l'on recueillait dans la vessie l'urine émise par l'autre rein ; mais ce procédé manque de garantie. De même, pour l'aspiration cystoscopique de Kütner, préconisée par Doyen au Congrès français de chirurgie en 1896, mais qui n'est plus employée que par son inventeur.

Le cathétérisme urétéral est devenu un moyen de diagnostic employé d'une façon constante dans les cas de néphrobacillose.

Rafin, à la XIIe session de l'Association française d'urologie, en 1908, a trouvé dans sa statistique personnelle une mortalité de 37 p. 100 des cas opérés sans avoir subi le cathétérisme et 5 p. 100 seulement pour les malades chez lesquels l'opération ne fut tentée qu'après examen séparé des urines. Cette statistique est donc nettement influencée par l'emploi des procédés modernes d'investigation de l'état respectif des deux reins.

Notre but n'est pas de donner ici la technique de l'opération ni une description de ces appareils dus à Nitze, Casper, Albarran. Nous nous bornerons à signaler que, pour que leur emploi soit facile, il faut une vessie suffisamment tolérante pour permettre la pénétration de la sonde. Parfois même, chez des sujets à vessie tolérante, l'opération échoue. Par tous les moyens : repos, instillation d'huile goménolée, il faut s'efforcer d'améliorer l'état des vessies à capacité faible et trop irritables, afin de pouvoir cathétériser les uretères.

Nous avons signalé, au début du paragraphe, le but du cathétérisme urétéral : le chirurgien se propose de recueillir, à l'aide de sondes, les urines des deux uretères avant qu'elles aient pénétré dans la vessie. On examine alors les urines au point de vue de leur composition chimique. On fait un examen histologique et bactériologique. Enfin, on pratique une inoculation dans la veine mésentérique du cobaye. C'est le seul procédé qui, au cas de lésions vésicales, nous permet de savoir si la pyurie doit être attribuée aux reins ou simplement à la vessie. On utilise à cet effet de grosses sondes et, contrairement à l'opinion de certains auteurs, Alessandri, Domnici, par exemple, il n'est pas nécessaire de les maintenir en place vingt-quatre heures. Au bout d'une heure, on possède une quantité d'urine suffisante pour permettre l'analyse.

Le cathétérisme doit aussi fixer sur le diagnostic de bilatéralité ou d'unilatéralité des lésions et l'action mécanique de la sonde pourra faire reconnaître certains cas de rétrécissement urétéral qui expliquent certaines formes de rétention urétérale ou rénale.

De même, il peut se former dans un uretère un bouchon purulent obstruant le canal et constituant une de ces formes de tuberculoses rénales dites fermées que nous avons signalées dans le chapitre des symptômes. Parfois aussi, c'est l'uretère en entier qui est obstrué et la sonde se heurte contre un obstacle résistant tout près de la vessie. Dans tous les cas, la sonde nous donnera des renseignements précieux pour étayer notre diagnostic.

Il est maintenant une question du plus haut intérêt clinique qui divise encore les urologistes. On conçoit qu'il n'y ait aucune raison qui puisse arrêter le clinicien lorsqu'il s'agit de sonder un rein malade. Toutefois, peut-on se permettre de cathétériser l'uretère d'un rein qui est peut-être sain, ou peu touché, et dans lequel on introduit une sonde qui a passé dans une vessie souvent très malade?

Hartmann, Stockel, Von Frisch sont les principaux défenseurs de cette manière de voir.

Toutefois, la plupart des urologistes ont une opinion contraire et déclarent ne pas avoir constaté d'inconvénients dans le cathétérisme bilatéral. La sonde peut évidemment introduire quelques germes dans l'uretère, mais ils sont rapidement balayés par l'urine. D'ailleurs, en pratiquant des lavages minutieux de la vessie avant d'introduire la sonde, en instillant du NO^3Ag au moment où l'on retire le cathéter ou, comme le veut Key, en injectant dans la sonde du sérum artificiel pendant qu'on l'introduit dans le méat de l'uretère, on peut éviter l'infection du rein supposé sain.

Si le sondage des uretères est impossible, on pourra néanmoins obtenir des urines de l'un et de l'autre rein en pratiquant la séparation intravésicale des urines à l'aide d'appareils spéciaux : les séparateurs ou les dialyseurs, ou bien encore on tentera le sondage des uretères à travers un cystoscope à vision directe, bien que ce procédé soit peu utilisé.

« Tout l'avenir de la chirurgie rénale est suspendu au diagnostic fonctionnel du rein auquel nous ne touchons pas », disait Tuffier en 1890. Il est donc de la plus haute importance qu'en pareille occurrence nous puissions, par un procédé quelconque, obtenir des urines n'ayant pas subi le mélange dans la vessie ou même n'ayant eu aucun contact avec les parois de cet organe.

Depuis longtemps déjà, en urologie, on utilise la radiographie comme moyen de diagnostic et les renseignements obtenus dans les cas de lithiase rénale ont généralement été très satisfaisants.

L'utilisation de la radiographie pour le diagnostic de la tuberculose rénale est de date plus récente et c'est à propos d'erreurs de diagnostic que l'on a reconnu son utilité. En pratiquant chez certains sujets pyuriques l'examen radioscopique, on a découvert des ombres radiographiques qui ne correspondaient pas à des calculs rénaux mais bien à des lésions caséeuses du rein. C'est, en effet, surtout aux stades avancés de l'infection que les renseignements fournis par ce moyen de diagnostic sont intéressants.

Dans ces dernières années, un grand nombre de faits publiés par Stralter, Casper, Josephson et Forsell-Fenwick, Graessner, Lévy, Dorn, Handek, Kürtner, Rafin et Ancelin, Marion, etc. ont prouvé que les portions crétifiées ou caséeuses qui sont surtout développées dans la forme caséeuse massive arrêtaient les rayons et donnaient sur l'écran des ombres et des taches.

L'examen du rein après l'opération confirma les hypothèses. « Les dépôts calcaires, disent Josephson et Forsell, sont révélés » sur les clichés par de petites ombres, disséminées ou distri- » buées en groupes (aspect tigré de Marion). Ces ombres se » présentent sous la forme de traits ou de taches, à contours » nets, très accusés offrant les dimensions d'un pois ou d'un » haricot. A l'opération, on voit qu'elles sont produites par de » petites cavernes avec incrustations calcaires ».

Disons aussi que Voelcker et Lichtenberg ont préconisé en Allemagne une méthode d'investigation radiographique modifiée par Albarran et Ertzbischoff : la pyélographie. Elle consiste dans l'injection d'une solution de collargol à 10 p. 100, après quoi l'on pratique la radiographie. On peut ainsi apercevoir des déformations de l'uretère, une dilatation du bassinet, s'il

en existe, les irrégularités et les découpures des contours des
calices par usure des papilles, enfin l'existence de cavernes
ouvertes dans le bassinet. La radiographie et la pyélographie
méritent d'occuper une place importante parmi les procédés
d'exploration rénale.

Il ressort des explications qui précèdent que les renseignements essentiels du diagnostic de la tuberculose rénale nous
sont fournis par l'examen instrumental. Les symptômes rénaux,
à part quelques cas plutôt rares, sont inconstants. Les symptômes vésicaux sont surtout intéressants parce qu'ils fixent
l'attention du clinicien et l'amènent à supposer l'existence probable de lésions rénales.

Mais la solution complète du problème avec ses deux inconnues :
Y a-t-il tuberculose rénale? Y a-t-il lésion bilatérale? n'est
possible qu'à l'aide de l'examen instrumental. Seuls le cathétérisme vésical, la séparation urétérale des urines, la dialysation,
la radiographie et la pyélographie pourront nous permettre une
étude approfondie des lésions, nous renseigneront sur l'état
anatomique et fonctionnel du rein laissé en place; et c'est alors
en toute connaissance de cause que l'intervention pourra être
tentée.

CHAPITRE II

Pathogénie et Anatomie pathologique.

Pathogénie.

Dans le présent chapitre, nous nous proposons de passer rapidement en revue les théories pathogéniques proposées par les différents auteurs pour expliquer l'infection rénale et qui, presque toutes, reposent sur des données expérimentales.

Nous ajouterons ensuite quelques renseignements sur la propagation de l'infection au deuxième rein ; enfin nous conclurons par une étude très succincte des lésions tuberculeuses observées.

Pour atteindre le rein, trois voies sont ouvertes au bacille de Koch : la voie sanguine, la voie lymphatique, la voie ascendante.

La possibilité d'une infection des reins par voie circulatoire a conduit les auteurs à produire expérimentalement des lésions de néphrobacillose chez l'animal. Fardel, Vigneron, Du Pasquier échouèrent dans leurs essais. Borrel, en 1893 (*Tuberculose expérimentale du rein*), a réussi à obtenir des lésions du rein après inoculation de culture de bacilles de Koch dans la carotide du lapin. Laroche (thèse de Bordeaux, 1895), a obtenu les mêmes résultats par des injections pratiquées dans la veine mésentérique après incision lombaire. Asch, Hansen, Baumgarten, Léon Bernard et Salomon ont, eux aussi, obtenu des résultats concluants.

Plus récemment Meinertz, Pels, Senden ont montré l'importance de la congestion veineuse dans la localisation des lésions.

De toutes ces observations expérimentales, il résulte que par des injections de bacilles de Koch par la voie sanguine, on peut obtenir chez l'animal une localisation tuberculeuse sur les reins. Toutefois, il n'y a pas concordance entre les cas observés opératoirement chez l'homme et ceux ci dessus mentionnés obtenus expérimentalement. Les observations de laboratoire ont toujours donné des lésions rénales constituant la forme dite *miliaire* avec localisation des noyaux tuberculeux au niveau des corpuscules de Malpighi.

Dans la tuberculose chronique ulcéro-caverneuse, c'est-à-dire la forme opératoire, les foyers atteignent surtout la substance médullaire, soit petits nodules tuberculeux, soit destruction complète du parenchyme avec invasion du bassinet et propagation descendante, foyers tuberculeux des uretères, de la vessie et de toute la région urinaire et génitale.

Entrons un peu dans les détails des résultats expérimentaux :

Borrel, Baumgarten, Cornil et Ranvier, Fardel ont toujours constaté dans leurs recherches que les lésions tuberculeuses se formaient autour des vaisseaux sanguins qui séparent les pyramides de Ferrein et surtout au niveau des glomérules. Fardel est moins exclusif dans ses résultats. D'après lui, cette localisation serait le siège de prédilection de l'infection, mais ne serait pas constante. Appel explique cette différence de localisation entre la tuberculose expérimentale et la tuberculose clinique par une simple différence d'intensité du processus. L'infection serait toujours métastatique et le bacille de Koch serait malgré tout dans les deux cas amené au rein par la voie sanguine. Les études anatomo-pathologiques de la tuberculose rénale de Rosenstein ont confirmé que dans les formes miliaires les lésions tuberculeuses siégeaient dans la zone corticale, au niveau du glomérule et dans la bacillose chronique ulcéro-caverneuse, les foyers atteignent surtout la substance médullaire au niveau de la voûte suspyramidale. Sur une observation de 74 cas, dans 28 la localisation se fit au sommet des papilles.

« Dans quelques préparations de tuberculose rénale chronique au début, dit Wildbolz dans son ouvrage récent sur la tuberculose rénale, qui ont pu être attentivement examinées, le foyer primitif siège toujours dans la moelle, soit au niveau de la papille, soit dans la paroi du calice correspondant. La forme de tuberculose rénale décrite sous le nom de tuberculose papillaire paraît être le stade typique de début et celui qu'on a le plus souvent l'occasion d'observer ». La lésion serait surtout une ulcération d'une ou plusieurs papilles et à un stade plus précoce elle consisterait surtout en un épaississement de la papille avec aspect vitreux, coloration opaline pâle. D'autres fois ce sont des ulcérations plus profondes qui lèsent simultanément la papille et les parois du calice.

Le fait est éclatant : Par l'expérience on n'a pas pu obtenir une infection tuberculeuse sanguine identique à la tuberculose rénale opératoire. Le rein peut bien être infecté par la voie sanguine, mais il n'y a pas concordance entre les cas cliniques et les expériences de laboratoire. Mais, et ici nous partageons l'avis de M. Brongersma, il serait imprudent de conclure à l'inexistence d'une origine sanguine de la tuberculose rénale. Sans aller jusqu'à prétendre, comme M. Carlier qui reprend les idées de Conheim et Orth, que primitivement les premiers nodules infectieux se localisent dans la zone corticale au niveau du glomérule et gagnent ensuite la zone médullaire par voie sanguine et canaliculaire, on peut néanmoins admettre comme très possible l'infection par voie sanguine. L'obscurité qui règne sur la question est due à ce que l'on a précisément confondu les résultats de l'expérimentation avec ceux de l'observation clinique, et parce que l'on a appliqué les résultats observés dans la tuberculose miliaire à la genèse de la tuberculose chronique ulcéro-caverneuse.

Il est bien simple de supposer, en effet, que la tuberculose peut débuter en n'importe quel point de l'arbre vasculaire du rein, les vaisseaux de la pyramide et ceux de la papille n'étant pas tous tributaires des vaisseaux efférents du glomérule; les uns, c'est le plus grand nombre, proviennent directement des artères péri-pyramidales, et les vaisseaux du bassinet et des calices sont complétement indépendants des vaisseaux du parenchyme rénal. Disons donc, pour conclure, que jusqu'ici on n'a pas pu réaliser expérimentalement des lésions analogues à celles observées cliniquement et qu'il n'est par conséquent pas possible de conclure des expériences précédentes sur le siège initial de la tuberculose rénale.

L'hypothèse d'une infection bacillaire par voie sanguine n'en persiste pas moins.

La deuxième voie par laquelle le bacille de Koch peut arriver au rein est la voie lymphatique.

Au congrès d'urologie de 1908, Brongersma vient soutenir dans son rapport que l'infection bacillaire atteignait le rein par la voie lymphatique. Il distingue, dans la tuberculose rénale, deux formes distinctes : 1° une forme nodulaire chronique à localisation corticale ; 2° une forme ulcéro-caverneuse à localisation médullaire.

La première de ces deux formes serait seule d'origine sanguine et bilatérale ; la seconde serait d'origine lymphatique et unilatérale. Cette voie d'accès lymphatique expliquerait l'absence des lésions corticales très souvent observée.

Cette voie d'accès du bacille de Koch nous oblige alors à supposer l'existence de lésions tuberculeuses voisines. En s'appuyant sur les recherches anatomiques de Sappey, Kütner, Welcminsky, de Tendeloo, Brongersma admet que la tuberculose médullaire lymphatique succède, en effet, à l'infection des ganglions médiastinaux. Néanmoins, selon Brown, la capsule surrénale constituerait une véritable barrière de protection, de telle sorte que l'infection lymphatique s'accompagnerait plutôt de lésions périnéales que parenchymateuses.

A priori cette voie d'infection des organes urinaires ne doit pas être rejetée ; elle est possible pour certains cas. Il est plus difficile d'admettre la distinction entre les formes médullaires exclusivement d'origine lymphatique et les formes corticales exclusivement d'origine sanguine.

La troisième voie par laquelle l'infection bacillaire peut remonter jusqu'au rein est la voie vésico-urétérale ou voie ascendante. Elle implique l'existence de lésions tuberculeuses primitives de la vessie, des testicules, des vésicules séminales ou de la prostate.

Cependant Jacobelli, Guyon, Albarran, ont judicieusement fait remarquer qu'en pareil cas le rein ne se trouve pas dans de bonnes conditions de réceptivité. Pour que l'infection tuberculeuse arrivant de la partie inférieure de l'arbre génito-urinaire remonte jusqu'au rein, il faut en effet que cet organe présente des congestions accidentelles qui produisent des modifications physiologiques et circulatoires qui le rendent plus sensible et qu'il y ait également interruption du courant urinaire dans l'uretère de façon à permettre l'action du bacille de Koch qui, contenu dans la vessie sans amener de lésions anatomiques de cet organe, gagnerait jusqu'au rein où se produiraient des lésions de pyélonéphrose.

L'interruption du courant peut bien s'expliquer dans certains cas. Comme le dit Tuffier, un rein mobile, un utérus tuméfié peuvent amener une hydronéphrose intermittente et une dilatation de l'uretère. Si donc, à ce moment-là, on suppose la présence de microorganismes dans la vessie, on conçoit que l'action de ces derniers puisse être possible sur l'épithélium urétéral et sur le parenchyme rénal. Par voie ascendante, l'infection tuberculeuse peut ainsi arriver jusqu'au rein et l'infecter.

Les expérimentateurs ont réussi à produire l'infection rénale primitive par la voie urétéro-rénale, mais en se plaçant toujours dans des conditions particulières. Cayla n'obtint aucun résultat; Albarran ligatura un uretère, injecta au-dessus des cultures de bacilles de Koch et obtint une bacillose rénale. Les lésions ainsi obtenues sont différentes de celles qui résultent de l'infection vasculaire. L'infection est canaliculaire et prend un aspect de néphrite rayonnante avec lésions prédominant dans la zone médullaire et destruction des papilles.

En faisant sur un uretère une ligature à l'aide d'un fil imprégné de culture de bacilles de Koch, Baumgarten et Kappis réussirent à obtenir une tuberculose rénale : il se forma un nodule tuberculeux au niveau de la ligature qui, de proche en proche, gagna l'uretère et le rein.

Ces expériences, pas plus du reste que celles de Hausen, Bernard, Salomon, ne prouvent pas grand chose. Elles n'infirment nullement la règle établie par Baumgarten, à savoir que la tuberculose rénale ne se propage pas contre le courant de l'urine puisque, dans les cas expérimentaux, ce courant n'existait plus, condition jamais réalisée dans la pratique clinique, à moins des deux cas exceptionnels signalés par Tuffier dont nous avons déjà dit un mot.

Les expériences de Wildbolz, Bavereisen, quoique plus intéressantes, n'apportent aucune conclusion pratique. Le premier pratiquait des injections massives de culture de bacilles de Koch dans l'uretère en traversant la vessie. Dans 4 cas sur 18, il obtint une tuberculose rénale. Mais la masse de culture injectée dépassait la capacité de l'uretère de l'animal, d'où suppression du flux urinaire, et amenait aussi une contusion de l'épithélium urétéral et facilitait l'infection.

Wildbolz, Walken injectaient dans la vessie de lapins des cultures et du sérum jusqu'à une certaine pression amenant ainsi le reflux urinaire et ils obtinrent ainsi plusieurs cas de bacillose rénale. L'interprétation de ces expériences est aussi contestable que celle des précédentes. Les conditions dans lesquelles se placent ces expérimentateurs sont tellement différentes de la réalité qu'elles ne sont jamais observées dans la pratique.

Pour avoir des résultats concluants, il faudrait tuberculiser une vessie et constater ensuite des lésions ascendantes. Jusque-là toutes les expériences précédentes ne permettent aucune conclusion.

Bauereisen conclut qu'une vessie dont l'épithélium est intact ne se laisse pas envahir par le bacille de Koch. Les bacilles ne peuvent remonter dans l'uretère et le rein qu'après entrave au courant de l'urine. Si une forte sténose ou une oblitération de l'uretère se produisent, il est alors possible d'obtenir la tuberculisation du rein.

Walker va même jusqu'à dire que l'infection ascendante ne peut se produire que si l'extrémité inférieure de l'uretère est envahie par le processus tuberculeux, ce qui permettrait le reflux de l'urine vers le rein.

Cette donnée acquiert pour nous une importance capitale. Elle va nous donner des renseignements précieux pour expliquer l'infection du deuxième rein dont nous allons parler maintenant. Mais en ce qui concerne la tuberculose rénale primitive, il ne nous semble pas possible d'admettre la voie ascendante malgré les tentatives expérimentales les plus récentes.

Extension au rein opposé. — On a fait au sujet de l'état du rein adelphe de nombreuses statistiques qui ne sont malheureusement pas très démonstratives, car elles sont tendancieuses, leur but étant de démontrer que la tuberculose rénale est très souvent unilatérale, qu'un rein tuberculeux réagit toujours sur son congénère et qu'il faut toujours pratiquer la néphrectomie précoce.

En réalité, de nombreuses questions se posent sur l'état du rein opposé. La tuberculose rénale est-elle fréquemment unilatérale? Quelle est sa fréquence relative suivant que la tuberculose du rein, le premier atteint par le processus, est au début, à la période d'état ou à une période très avancée? L'infection secondaire de la vessie a-t-elle une influence sur l'infection du deuxième rein? L'infection du deuxième rein se fait-elle par le même processus que pour le premier? La tuberculose du deuxième rein est-elle la conséquence de la tuberculisation du premier? Peut-on expliquer l'infection du rein adelphe par la voie ascendante? Autant de questions auxquelles on ne peut répondre qu'en accumulant de nombreuses observations anatomo-cliniques.

Dans la grande majorité des cas, la tuberculose rénale est unilatérale. Néanmoins, les cas cliniques où les deux organes sont lésés sont loin d'être l'exception (15 p. 100 des cas environ), et comme le fit remarquer Brongersma au Congrès international d'urologie (1908) : « Aussi longtemps que nos moyens de diagnostic ne nous permettront pas de reconnaître le moindre foyer tuberculeux fermé, il nous restera un doute sur l'intégrité de l'autre rein ». Il est vrai que, dans sa statistique, Bron-

gersma démontra que la mortalité par insuffisance de l'autre
rein après néphrectomie était égale à 0 sur 315 opérations. Il
n'en reste pas moins vrai que nous ne connaissons pas les lésions
latentes qui se développent progressivement et ne donnent lieu
à des symptômes nets qu'après un temps assez long.

Nous empruntons la statistique suivante à Brisset. Elle a pour
but de nous montrer la proportion des cas où une néphrite
caséeuse du deuxième rein s'est manifestée dans les deux premières années après une survie d'au moins deux ans.

	Nombre d'opérations	Décès dans les 2 ans	Décès après 2 an.
Krongersma......	77	0	0
Albarran.........	55	0	0
Kümmel.........	66	0	1
Ratin...........	35	0	0
	233	0	1

En examinant cette statistique, nous voyons que l'infection
bacillaire dans les observations précédentes était unilatérale,
ou que, s'il y a lésion des deux reins, il y avait une asymétrie
très remarquable entre les deux côtés. Il est logique d'en conclure que le deuxième rein, s'il est infecté, l'a été à la suite du
premier et qu'il présente des lésions tuberculeuses moindres
puisqu'elles ont permis la survie de l'individu. La clinique nous
donne une confirmation de l'hypothèse. Il y a toujours une différence fonctionnelle très sensible entre les deux reins malades,
exception faite cependant pour les jeunes sujets.

Au début, il semble que l'infection tuberculeuse soit primitivement localisée à un seul rein, comme la clinique et les résultats nécropsiques nous l'indiquent. Mais à la longue, dans un
temps variable, souvent même après plusieurs années, l'affection tuberculeuse unilatérale non reconnue et non soignée peut
s'accompagner de lésions inflammatoires du deuxième organe
et ensuite de lésions tuberculeuses.

L'état du deuxième rein a une importance capitale dans le
pronostic opératoire, et, comme nous l'avons déjà dit dans le

chapitre précédent, il faut, avant d'opérer, que le chirurgien soit fixé sur l'état de l'organe que l'on doit laisser en place et qui est destiné ultérieurement à assurer à lui tout seul les fonctions d'élimination.

Si les lésions ulcéro-caverneuses du deuxième rein sont rares dans les cas récents, il est fréquent de constater des lésions non spécifiques de cet organe qui facilitent l'infection bacillaire secondaire et nuisent à son parfait développement.

Albarran, en 1897, a étudié l'infection ascendante du deuxième rein par le staphylocoque ou le colybacille, amenant de la pyélonéphrite, de la pyélonéphrose et prédisposant l'organe à l'infection tuberculeuse. Mangeais (1908), dans une thèse inspirée par Albarran, a étudié l'action du rein malade sur son congénère au point de vue clinique et expérimental. En 1910, Fayol (De l'état du rein du côté opposé dans la tuberculose rénale, *Lyon chirurgical*, 1er décembre 1910, p. 558) a donné de nouveaux renseignements sur la question.

Mangeais, confirmant les résultats opératoires de Salomon dans ses expériences, conclut que la tuberculose rénale unilatérale exerce une influence nocive sur le rein sain. Les lésions qui se produisent se traduisent anatomiquement par de l'hypertrophie compensatrice et des lésions du tube urinifère. Ces lésions restent très longtemps minimes et, par conséquent, bien supportées; néanmoins, elles sont l'origine de lésions de néphrite progressives plus graves ou même de lésions tuberculeuses.

La clinique confirme ces conclusions : le rein dit sain présente souvent une *albuminurie* légère (traces : rarement plus d'un gramme) (Albarran), de la *polyurie* (Heitz, Boyer) qui ne serait pas uniquement compensatrice, mais liée à des phénomènes pathologiques, des hématuries (néphrite hématurique) non spécifiquement tuberculeuses, mais occasionnées par des déchets toxiques de l'organisme (Guisy), de la *cylindrurie*, symptôme de néphrite avancée, contre-indication opératoire, de la *bacillurie* sans lésion spécifique, de la *leucocyturie*, de la pyurie; enfin, phénomènes douloureux rappelant les coliques néphrétiques (Gautier, Rafin).

Comment un rein tuberculeux peut-il exercer une action nocive sur un rein sain? Plusieurs solutions ont été proposées pour cette question :

1° Par action réflexe;

2° Par surcharge de travail;

3° Par l'action des cystotoxines;

4° Par modification de l'état général du sujet sous l'influence d'un rein malade;

5° Par les microbes dus à l'infection sanguine.

La théorie réflexe (réflexe réno-rénal de Guyon), néphrite sympathique de Pousson (*Chirurgie des néphrites*, 19·9), peut bien s'appliquer à des troubles transitoires, mais non à des troubles anatomiques et à des lésions à évolution chronique. La surcharge du travail du rein sain peut bien avoir quelque influence; néanmoins, les expériences de Castaigne, Tuffier ont montré que l'on pouvait enlever à un chien un rein, puis les deux tiers de l'autre, sans modifier la sécrétion urinaire. Le rein s'adapte facilement à une augmentation de travail lorsqu'il n'est pas lésé par des produits toxiques venant de l'autre organe.

Pour Castaigne, en effet, les lésions du deuxième rein proviendraient de la résorption de déchets épithéliaux du rein malade doués d'une action toxique élective. Le rein tuberculeux produirait des produits de dégénérescence : les néphrotoxines, qui, reprises par la circulation, repasseraient dans l'autre rein où elles produiraient des lésions de néphrite. Albarran, Prenant, Bernard (en se basant sur les travaux de Lœderich, Darre, Ignatowsky) pensent, au contraire, que le rein malade n'a pas une simple action sur le rein adelphe. La présence d'un rein tuberculeux impressionne tous les organes du malade, et bien qu'une partie des toxines soit neutralisée et éliminée par l'intestin, une grande partie passe dans la circulation générale et de là dans le deuxième rein. Cet organe a ainsi une tâche très lourde, puisqu'il lui faut éliminer tous ces poisons qui arrivent à son contact en même temps qu'il assure la dépuration urinaire. Un jour il ne peut plus lutter avec avantage; alors apparaît la néphrite. Mais ce rein nouvellement touché continue à charrier des toxines tuberculeuses qui augmenteront les lésions de néphrite et constitueront un danger permanent d'inoculation spécifique tuberculeuse du rein primitivement sain.

En résumé les lésions précoces du rein sain, dans la tuberculose rénale, proviennent d'un surcroît de travail imposé à l'organe et de l'élimination des toxines et de bacilles de Koch en circulation dans le sang.

S'il est fréquent de voir le rein adelphe touché par des lésions inflammatoires, par des lésions de pyélonéphrite, de pyonéphrose non tuberculeuses, il n'est pas rare non plus, comme nous l'indiquerons dans le cours de notre étude, de voir le rein adelphe atteint à son tour par l'infection tuberculeuse.

Étant donné que le bacille de Koch charrié par le sang jusqu'au glomérule infecte un des reins, il est évident que par le même mécanisme le bacille de Koch peut atteindre un deuxième rein resté longtemps indemne et en parfait état de fonctionnement. Et cette pathologie hématogène admise pour l'infection tuberculeuse unilatérale ne saurait être refusée pour expliquer l'infection bilatérale. Mais si ce mode d'infection devait être la généralité, on devrait observer une fréquence égale de lésions bilatérales et de lésions unilatérales, ce qui n'est pas. Et comme le fait judicieusement remarquer Brongersma : « Le fait que la bilatéralité de l'affection est plus grande si l'on n'intervient pas que si l'on enlève le premier rein atteint par une néphrectomie indique bien que le système rénal porte en lui-même cette cause d'infection secondaire à l'autre rein ».

Quelle est cette cause? Les auteurs se partagent trois opinions différentes : Cathelin, Albarran prétendent qu'il existe presque toujours un canal veineux réno-capsulo-diaphragmatique qui réunit les deux reins en passant par le plexus diaphragmatique et l'infection bacillaire se propagerait d'un rein à l'autre par la voie hématogène au moyen de cette anastomose.

Brongersma est d'avis que le bacille de Koch ne peut suivre cette voie hématogène deux fois rétrograde; l'infection tuberculeuse n'expliquerait pas la progression à travers les voies anastomotiques réunissant les ganglions para-aortiques des deux côtés.

La troisième théorie explique l'infection tuberculeuse du deuxième rein par la voie ascendante. Elle est préconisée en particulier par Albarran, Walker, Bosing. Elle a pour elle de se trouver en concordance avec les résultats de l'observation cystoscopique qui montre la progression des lésions tuberculeuses de la vessie d'abord localisées au voisinage de l'uretère du rein reconnu tuberculeux et gagnant progressivement l'orifice de l'uretère de l'autre rein.

Les bacilles de Koch contenus dans le rein malade descendent dans l'uretère correspondant où ils peuvent déterminer des lésions tuberculeuses et arrivent dans la vessie. Là, par suite de la stagnation et des altérations de l'épithélium vésical, des lésions tuberculeuses de la paroi vésicale ne tardent pas à apparaître et, comme nous l'avons signalé dans le chapitre précédent, elles ont le trigone pour lieu d'élection; d'abord au voisinage de l'uretère correspondant au rein malade elles gagnent peu à peu le méat de l'uretère du rein encore sain. Alors commencent des phénomènes de stricture de ce canal, puis de dilatation de l'uretère par ralentissement du courant urinaire réduit par le rétrécissement, et l'infection ascendante est alors nettement possible. La libre circulation de l'urine étant entravée, la contractilité des parois urétérales disparaissant au moment où le sujet est couché, le rein et le bassinet deviennent la partie la plus déclive des voies urinaires. Le pus et les bacilles de Koch, en s'accumulant, peuvent ainsi attaquer le bassinet et le rein et produire des lésions ulcéro-caséeuses dans ce rein qui était primitivement intact.

Concluons : Au début, l'infection rénale n'est généralement pas bilatérale. Les bacilles de Koch se fixent en premier lieu sur un seul des reins qui devient par la suite la cause initiale des altérations de son congénère. La résorption par le rein sain des toxines tuberculeuses, l'action de moindre résistance que la tuberculose exerce sur tout l'organisme produisent à la longue des lésions de néphrite dans le rein jusque-là intact qui facilitent l'éclosion d'une tuberculose, soit que le bacille de Koch ait suivi pour parvenir à ce rein la voie sanguine ou la voie urétéro-vésicale.

Anatomie pathologique.

Bien que la question de l'anatomie pathologique n'entre pas directement dans le corps de notre sujet, nous croyons utile, pour fixer les idées, de terminer ce chapitre en donnant quelques renseignements sur la nature et l'aspect des lésions tuberculeuses que l'on rencontre à l'opération ou à l'autopsie. Nous ne nous étendrons pas sur ce paragraphe et en quelque lignes nous nous efforcerons de donner une idée générale de la question.

Dans le rein, on peut rencontrer les mêmes altérations anatomo-pathologiques que dans les autres organes parenchymateux atteints par le processus tuberculeux.

Depuis des nodules tuberculeux de grosseur variable inclus dans le parenchyme rénal, durs, caséifiés ou transformés en une série de petits abcès, on trouve tous les degrés intermédiaires jusqu'à de véritables cavités purulentes avec calculs et concrétions calcaires.

Parfois l'on tombe sur une pyonéphrose qui a été très souvent précédée d'hydronéphrose avec des altérations et des modifications du parenchyme rénal, consistant, soit en abcès limités à un ou plusieurs petits foyers, soit en une véritable poche purulente qui occupe tout le rein entourée d'une coque formée par la capsule fibreuse épaissie et infiltrée de tubercules.

Selon la voie suivie par le bacille de Koch pour atteindre le rein, les lésions peuvent présenter des différences, tant par leur aspect que par leur localisation.

Dans la tuberculose rénale d'origine circulatoire qui est pour nous la plus importante, car elle peut être primitive, on trouve à l'examen histologique que les bacilles sont arrêtés dans les capillaires intertubulaires où ils sont englobés dans des cellules polynucléaires qui se multiplient par adjonction de cellules fixes au tissu conjonctif. En même temps on constate sous l'action des toxines la prolifération de l'épithélium rénal et du tissu interstitiel obstruant progressivement la lumière des tubuli voisins qui ne tardent pas à être à leur tour envahis par le processus infectieux.

Plus tard, à un stade plus avancé, apparaissent des lésions régressives de l'épithélium rénal aboutissant à la destruction des tubes urinifères.

A l'examen d'une coupe de rein de ce type, nous constatons la présence de granulations jeunes qui naissent autour d'un petit vaisseau intercanaliculaire, et à un stade plus avancé de l'infection, on voit ces granulations se transformer en petites masses caséeuses s'unissant par infiltration aux granulations voisines jusqu'à constituer de petits abcès plus ou moins volumineux.

Les recherches d'Albarran sur la tuberculose ascendante ont pour nous un très grand intérêt. Arrivant dans le rein par l'uretère et le bassinet, le bacille de Koch vient s'arrêter dans les canalicules dilatés dont l'épithélium, par sa prolifération, traverse les parois canaliculaires et gagne le tissu interstitiel. C'est donc au niveau d'un canalicule dilaté, mais à paroi longtemps résistante, que le nodule tuberculeux se formerait. L'agglomération de plusieurs nodules paracanaliculaires, par une désagrégation progressive et destruction des tubes urinifères, aboutit finalement à la formation de cavernes souvent volumineuses dont les parois sont généralement adhérentes à la masse caséeuse centrale. Parfois la destruction du parenchyme rénal est à peu près complète, parfois, au lieu de ces lésions très avancées, les coupes ne montrent que des phénomènes de néphrite ou d'infiltration autour des tubes urinifères, des vaisseaux sanguins intertubulaires et des glomérules congestionnés. Les polynucléaires sont très nombreux entre les vaisseaux sanguins, ce qui démontre l'activité leucocytaire; parfois même la prolifération conjonctive est telle qu'elle aboutit à un déplacement et à un écrasement des tubes urinifères. Dans certaines formes très avancées, on en arrive même à ne plus reconnaître les éléments du rein et les coupes ne montrent que du tissu fibreux au milieu duquel on retrouve mal le bacille de Koch, malgré ces altérations profondes et indubitablement spécifiques.

En présence de ces lésions multiples, très différentes les unes

des autres, il est naturel que le chirurgien ne puisse répondre
par une formule générale au sujet de l'intervention dans l'infection tuberculeuse. C'est précisément ce que nous chercherons à
établir dans le chapitre du traitement suivant les formes cliniques. Mais, au préalable, avant de savoir quel traitement convient suivant les cas cliniques, il faut que nous connaissions
quels sont les traitements qui peuvent être mis en œuvre pour
lutter contre la néphrobacillose double. C'est précisément ce
que nous allons étudier dans le chapitre suivant.

CHAPITRE III

Traitements médicaux et chirurgicaux.

Dans la pratique courante, le clinicien se trouve en présence de malades à deux phases de leur affection. La première, de tuberculose fermée qui correspond à l'envahissement d'un rein par le bacille de Koch, avec un minimum de symptômes; la deuxième, de tuberculose ouverte, et c'est généralement à ce moment-là que les malades viennent à la consultation, avec lésions avancées et souvent bilatérales.

L'évolution de la tuberculose rénale est rapide et son pronostic presque toujours fatal. Elle ne guérit pas, elle ne s'arrête pas spontanément, elle provoque la mort après trois ou quatre ans au plus en général (Marion, Congrès médical, 1908). Pour être efficace, il faudrait donc que le traitement mis en œuvre pour lutter contre l'action tuberculeuse soit très précoce. Malheureusement, si la chose est déjà bien souvent difficile dans les cas d'infection unilatérale, elle est, peut-on dire, impossible dans les cas de lésions des deux côtés (Pousson, Congrès urologique, Berlin, 1914), lésions toujours anciennes, avec l'un des reins généralement très atteint et l'autre à des stades divers de l'affection.

Deux sortes de traitements peuvent être mis en œuvre dans les cas de néphrobacillose double :

1° *Un traitement médical*, comprenant lui-même ·
    a) Un traitement hygiénique;
    b) Un traitement médicamenteux;
    c) Un traitement spécifique;

2° *Un traitement chirurgical*, avec les opérations suivantes :
    a) Néphrostomie ;
    b) Néphrectomie partielle ;
    c) Néphrectomie totale (extra et sous-capsulaire) ;
    d) La décapsulisation.

Le but de ce chapitre est précisément d'étudier avec quelques détails ces différents traitements et de nous rendre compte de leur valeur réciproque et de leur importance respective suivant les phases de la maladie.

Traitement médical. — La question du traitement purement médical dans la lutte contre la tuberculose rénale nous amène à poser le problème de la curabilité spontanée de la néphrobacillose. S'il est prouvé que la tuberculose rénale puisse guérir spontanément, il est évident que l'on pourra envisager l'indication possible d'un traitement médical ; problème sur lequel on a beaucoup discouru, beaucoup écrit et discuté (Congrès urologique, Berlin, 1914) et qui, à l'heure actuelle, ne paraît pas encore entièrement résolu. La majorité des urologistes ne croit pas à une guérison spontanée ; peut-être, dans certains cas bien spéciaux, à lésions nettement circonscrites, on peut observer la régression, la crétilication et la cicatrisation des lésions, comme en font foi certaines nécropsies de Dieulafoy et de Le Dentu. Mais ces faits sont véritablement l'exception. C'est l'opinion d'Albarran, Halle, Mog, en France ; d'Israël, de Zuckerkandl et d'autres urologistes. En 1905, Paul Delbet, rapporteur au Congrès d'urologie, étudie deux cent quarante-sept cas de néphrobacillose et nie toute possibilité de guérison spontanée. La tuberculose rénale évoluerait progressivement vers la mort et s'il semble y avoir guérison, c'est simplement parce que, dans certains cas, on observe une oblitération de l'uretère, isolant ainsi l'organisme malade du reste de l'arbre génito-urinaire.

Albarran, Gayet et Cavaillon (*Annales des maladies des organes génito-urinaires*, 1904), Helli, Regnaud (thèse 1906) signalent des cas de ce genre.

La grande majorité des urologistes se refuse donc à admettre l'existence sinon la possibilité d'une guérison spontanée de la tuberculose rénale et dénie, par conséquent, toute action curative au traitement médical. Albarran, Brongersma, Ileresco, Pousson, Legueu, Teissier, Rovsing, Desnos déclarent la nécessité d'un diagnostic précoce et d'une néphrectomie pratiquée le plus tôt possible.

Mais, à côté des interventionnistes fervents, nous devons enregistrer aussi les arguments de l'école conservatrice. Depuis longtemps, Le Für s'est fait le grand défenseur du traitement médical dans la tuberculose rénale et il signale des cas de guérison qui remonteraient à plus de sept ans (Congrès d'urologie, 1903). En 1908, au Congrès d'urologie, M. Péchère déclare qu'il est possible de guérir la néphrobacillose par le traitement médical et il cite plusieurs cas rapportés par lui dans les publications antérieures.

Leclerc-Danday, en juillet 1910, à la dernière séance de l'Association française d'urologie, disait qu'il estimait que des lésions bien nettes de tuberculose rénale et vésicale pouvaient rétrocéder et guérir spontanément sous l'influence du traitement médical. A l'appui de son argumentation, il donne l'exemple de quatre malades atteints de tuberculose rénale nette et non pas seulement de néphrite tuberculeuse ayant subi un traitement exclusivement médicamenteux, hygiénique et spécifique et qui ont été sinon complètement guéris, tout au moins très améliorés, avec augmentation de poids, urines plus claires, sans pus, ni albumine, ni bacillurie.

Wildbolz, au Congrès international d'urologie, préconise le traitement médical au début de l'infection aussi longtemps que le rein est peu endommagé au point de vue fonctionnel par l'infection bacillaire.

La tuberculose n'est jamais si rapide qu'en cas d'insuccès du traitement on ne puisse revenir à temps à l'intervention sanglante. Castaigne et Lavenant pensent de même. Toutefois, ils vont plus loin dans leurs conclusions, et même, lorsque la tuberculose s'est évacuée dans l'uretère et que l'urine renferme du pus riche en bacilles, ils croient encore à la possibilité d'une cicatrisation spontanée et de la régression des lésions (Consultations médicales françaises, n° 22, p. 7).

Fedorow, de Saint-Pétersbourg, cite un cas de tuberculose rénale bilatérale améliorée par une hygiène convenable et la vie au grand air.

Rochet, de Lyon, rapporte des observations très intéressantes à l'Association française d'urologie à Paris. Elles sont relatives à des malades atteints de tuberculose rénale bilatérale avec lésions nettes des foyers caséeux. Sept sujets étaient malades depuis dix ans, un autre depuis huit ans, les autres depuis six ou sept ans. « Par le traitement médical, dit-il, par le changement de résidence, par une hygiène et des précautions assez étroites on leur garde une santé très satisfaisante ». Néanmoins l'auteur insiste sur les conditions dans lesquelles se trouvent ces malades ; ce sont des sujets jeunes occupant une situation sociale élevée qui les met à l'abri de tout travail pénible et, de plus, atteints de lésions tuberculeuses légères s'accompagnant d'un état général relativement bon.

Nous voyons donc qu'à côté de la grande majorité des urologistes qui sont partisans d'une intervention chirurgicale, bon nombre de cliniciens ont foi dans un traitement conservateur et signalent des cas, sinon de guérison certaine, tout au moins d'amélioration appréciable et de conservation d'un bon état général. Mais des objections nombreuses ont été faites aux partisans de la méthode conservatrice. « L'amélioration de l'état général ne signifie rien, dit Heresco, au Congrès international d'urologie, en 1908. Le retour des urines à la limpidité et l'absence d'éléments pathogènes ne sont nullement des arguments définitifs ». MM. Mortz, Noguès et Frank (Association française d'urologie, 1905) sont également de cet avis. Les longues survies constatées dans certains cas n'apportent pas non plus une preuve concluante pour les interventionnistes. Même les cas de tuberculoses rénales bilatérales à évolution satisfaisante ne doivent pas inspirer grande confiance. Ce sont eux, écrit Albarran (*Presse médicale*, 1905) qui conduisent encore nombre de praticiens à trop attendre l'intervention opératoire qui seule peut délivrer les malades des redoutables dangers ». Bien souvent, en effet, la maladie revient au bout d'un temps plus ou moins long, les symptômes s'accusent, l'état général devient précaire et le malade succombe. Ainsi conclut Heresco (Congrès urologique, 1908), après Israël, Albarran, Hartmann et Kroulein.

C'est qu'en effet, malgré des symptômes trompeurs d'amélioration de l'état général, d'augmentation de poids, avec urines claires sans bacilluries, le foyer infectieux persiste, le germe est encore existant. Rien, par suite, ne permet de supposer le retour définitif du malade à l'état de santé. Même pour des lésions très minimes, on doit rester dans le doute et ne pas se hâter de conclure. Après avoir montré les cas, signalés plus haut, de tuberculose rénale bilatérale, Rochet aboutit à des conclusions analogues : « Certes, dit-il, plus tard pour les cas bénins que nous visons, nous ne savons pas ce qu'il adviendra de pareils malades. Spontanément, ou s'ils se départissent de leur traitement ou de leur hygiène sévère, ils peuvent prendre évidemment une autre voie que celle où ils sont actuellement ».

Tous les défenseurs de la thèse conservatrice constatent une amélioration des différents symptômes chez les sujets qu'ils ont pu suivre dans leur évolution, mais ils ne concluent nullement à une guérison certaine de la maladie avec disparition des bacilles de Koch et arrêt et régression des lésions acquises. Est-ce à dire qu'il faille enlever toute valeur au traitement médical qui ne servirait alors que de pis aller propre seulement à donner au malade un espoir chimérique pour une guérison impossible ? Évidemment non ; et dans les cas de tuberculose bilatérale avancée, alors que souvent l'intervention sanglante est impuissante, si le traitement médical nous permet de voir s'atténuer certains phénomènes douloureux, si en pareille occurrence les urines redeviennent claires avec diminution de la teneur en albumine, avec état général amélioré, nous assurerons à nos malades une survie de plusieurs mois, même de plusieurs années et ce résultat est assez appréciable pour ne pas être négligé.

Dans notre étude du traitement médical, nous décrirons successivement : le traitement hygiénique, le traitement médicamenteux et le traitement spécifique.

1° *Traitement hygiénique.* — La vie au grand air est aussi indispensable au malade atteint de néphrobacillose qu'au tuberculeux pulmonaire ou qu'à tout autre tuberculeux. On recommandera donc à ces malades le séjour soit dans les montagnes, soit au bord de la mer : Arcachon, Berck, Biarritz, Cannes, etc. Aux malades faisant de la fièvre, ayant des hématuries, c'est-à-dire pour les formes congestives : Arcachon, Salies de Béarn, Cambo seront spécialement indiqués.

Éviter autant que possible toute fatigue et tout exercice pouvant avoir une influence sur les organes malades (longues marches, promenades à bicyclette ou en voiture mal suspendues), assurer dans les chambres des malades une aération parfaite.

On donnera au malade une alimentation réconfortante. Toutefois, s'il ne faut pas oublier que nous sommes en présence d'un tuberculeux, il ne faut pas non plus perdre de vue que c'est un tuberculeux rénal et le rein devant assurer l'élimination des déchets de la nutrition; il conviendra, tout en donnant une nourriture saine et abondante, de l'adapter à l'état de la fonction rénale, évitant ainsi, autant que possible, la congestion de ces organes. On proscrira du régime les viandes faisandées, la charcuterie, l'oseille, la tomate, les asperges, les vins, les alcools, etc. On conseillera les légumes, les fruits cuits, le lait bouilli, les œufs. Éviter, en outre, un excès d'alimentation. Si la suralimentation est indiquée dans les cas de tuberculose pulmonaire où l'élimination rénale se fait normalement, elle risquerait, dans les cas de néphrobacillose, d'amener une aggravation des symptômes, par suite d'une élimination exagérée d'acide urique. Enfin si, par hasard, le malade présentait de l'œdème (néphrite hydropigène), la déchloruration des aliments pourrait donner d'excellents résultats.

2° *Traitement médicamenteux.* — Marion préconise surtout dans le traitement médicamenteux l'huile de foie de morue, à dose élevée et l'arsenic. Ce dernier sera prescrit, soit sous forme de liqueur de Fowler, soit de cacodylate de soude en injections sous cutanées de 5 à 10 centigrammes, soit enfin sous forme d'hectine (Hallopeau). Contre-indications : Le mauvais fonctionnement du foie et des fonctions digestives. MM. Castaigne et Lavenant recommandent les injections d'huile goménolée en tâtant toutefois les susceptibilités des malades. Commencer par injecter 1 centigramme, puis 2 centigrammes, trois fois par semaine, ou même tous les jours, d'une solution à 10 p. 100, puis passer à une solution à 20 p. 100. En cas de suppuration abondante, ces mêmes auteurs associent à la médication spécifique la catalysine de Vignerat qu'il faut prendre le matin à jeun dans un demi-verre d'eau. L'helmitol, le salol à doses faibles ont donné de bons résultats. Si les urines sont alcalines, prescrire de petites doses d'urotropine. En cas d'albuminurie, le bleu de méthylène en pilules de 0,01 à la dose de 1 à 5 *pro die* paraît exempt de nocivité et efficace; dans les formes hématuriques, l'essence de térébenthine (1 à 4 grammes par 24 heures) a donné quelques résultats.

Les révulsions lombaires par pointes de feu sont également recommandées.

La méthode de Ferrier, qui compte de nombreux partisans dans les cas de tuberculose pulmonaire, a été appliquée à la tuberculose rénale. Ce traitement s'adresse surtout à l'état général et à la rénovation des tissus, ou tout au moins à leur réparation. On conçoit qu'il puisse donner dans les cas de néphrobacillose une amélioration qui rende son usage intéressant.

M. Ertzbischoff a mis à profit dernièrement ce mode de traitement en associant la tricalcine à l'arsenic. Il serait surtout indiqué dans les cas de lésions avancées avec mauvais état général et intervention chirurgicale dangereuse, ou bien, après la néphrectomie, pour arrêter le processus infectieux dans l'organe conservé et permettre au malade de résister plus efficacement à l'infection en remontant son état général.

MM. Castaigne et Lavenant sont aussi partisans de la méthode de recalcification de Ferrier qu'ils associent au cacodylate de soude et à l'adrénaline (XX gouttes de la solution à 1 1.000 *pro die*). Le traitement médicamenteux pourra s'augmenter de l'usage des eaux minérales. Les eaux chlorurées sodiques fortes : Salies-de-Béarn, Salins-du-Jura, Biarritz, Salins-Moutiers, préconisées par Castaigne et Lavenant, agissent bien sur les pyuries abondantes. A domicile, on prescrira les eaux de Vittel ou d'Évian, mais à faible dose (un demi-litre à jeun le matin) pour éviter toute augmentation de travail à des organes malades. Enfin les bains salés, agissant comme toniques, stimulent l'organisme et contribuent à maintenir un bon état général.

3° *Traitement spécifique*. — Il nous reste à parler maintenant d'un traitement sur lequel un grand nombre de cliniciens fondent de grandes espérances, bien que jusqu'à maintenant les résultats n'aient pas été bien concluants ni bien encourageants dans son application aux différentes tuberculoses et particulièrement à la tuberculose pulmonaire.

En ce qui concerne la tuberculose rénale, l'application de la méthode des tuberculines a pu donner quelquefois des résultats appréciables.

En 1891, Albarran traita plusieurs de ses malades par des injections de lymphe de Koch à la dose de 1 à 3 milligr. Mais les lésions restèrent stationnaires ou s'aggravèrent et il en vint à conclure : « Jusqu'à plus ample informé, nous n'emploierons pas la lymphe de Koch dans la tuberculose urinaire ».

Des observations cliniques de Pardoe, Fenwick, Roger Lee, Lahli, Wildbolz, Gardner (de New-York), Clarke, Pielicke, Pedersen, Mantoux (XI° Congrès de médecine, 1910), Teissier (de Lyon), de Castaigne et Gouraud, on peut retirer les conclusions suivantes : La méthode des tuberculines appliquée à la néphrobacillose peut parfois amener une sédation des symptômes, diminution des douleurs, de l'hématurie, de la bacillurie, de l'albuminurie, disparition même des lésions de la vessie (néphrobacillose double traitée par la tuberculine, cas de Pielicke), mais sans qu'il soit possible d'affirmer la guérison absolue et définitive des lésions rénales. Le sujet est amélioré, il peut retirer de la tuberculinothérapie des bienfaits parfois appréciables, mais les preuves manquent encore pour nous donner la conviction absolue d'une guérison définitive et certaine.

Le traitement par la tuberculine serait surtout indiqué dans les cas de lésions rénales bilatérales non opérées comme traitement post-opératoire après néphrectomie avec lésions minimes du rein laissé en place; dans les cas de lésions vésicales sans lésion rénale, enfin dans le cas de lésions unilatérales peu marquées.

Nous possédons actuellement de nombreuses tuberculines : l'ancienne lymphe de Koch, T. A.; la tuberculine résiduelle, T. R.; l'émulsion de bacilles, B. E.; la tuberculocidrine de Klebs, le bouillon filtré de Denys (de Louvain), la tuberculine de Beraneck, le sérum de Carl Spengler ou I. K. (Immünkörper). Toutes ont été utilisées suivant les auteurs et elles n'offrent pas grande différence dans leur efficacité et dans leurs propriétés.

La grande difficulté de l'emploi de la tuberculine, c'est la difficulté du dosage. N'oublions pas que c'est un dosage défectueux qui a fait la faillite de la lymphe de Koch et aujourd'hui tous les auteurs se montrent très circonspects dans le dosage des tuberculines. Avant même de commencer le traitement, il conviendra de connaître exactement l'état des reins du malade, il faudra même prendre plusieurs fois par jour sa température et son pouls, doser le pus et l'albumine des urines, de façon que lorsque l'on soumettra le malade au traitement par la tuberculine, on puisse se rendre compte de toutes les réactions même les plus faibles qui pourront se produire sous l'influence du médicament. Comme l'a dit Mantoux, « ce sont ces réactions qui vont guider notre thérapeutique ». Il convient de les éviter et, si elles se produisent, elles avertiront le clinicien qu'il faut suspendre le traitement jusqu'à leur disparition ou diminuer la dose de tuberculine sous peine des conséquences les plus graves. C'est l'opinion de la majorité des auteurs, Racier, Kaersmaker, Le Clerc Danday, Mantoux, etc., que « réaction est synonyme d'intoxication ». Certains auteurs, comme Pielicke, n'hésitent cependant pas à les provoquer. Tantôt ce sont des réactions locales au point d'injection : rougeur, tuméfaction des tissus; tantôt des réactions de foyer : douleur lombaire, recrudescence de la pyurie, polyurie, hématuries; tantôt des réactions générales avec élévation de température de quelques dixièmes de degré, voire même de plusieurs degrés. Enfin Lahti signale des réactions larvées qui se traduisent par un pouls plus rapide, de la céphalalgie, de l'anorexie et de la courbature.

Quant à la question de savoir quelle tuberculine employer, les auteurs manifestent des préférences qui leur sont personnelles.

C'est ainsi que MM. Castaigne et Lavenant emploient le sérum I. K. de Spengler à la dose de 1/10 de cc. d'une solution à 1/100.000 pendant quinze jours à raison de deux injections par semaine; puis ils augmentent la dose de 1/10 de cc. à chaque injection et ainsi de suite deux fois par semaine jusqu'à un titrage à 1/10.

Le Clerc Danday adopte la tuberculose de Denys, de Louvain, à la dose représentée par la neuvième dilution (1/10 de cc. deux fois par semaine).

Mantoux, après Sahli et Bauer n'utilise que la tuberculine de Beraneck, livrée en tubes de concentrations différentes. La plus forte étant représentée par la lettre H, puis viennent G, F, E, D, C, B, A, A/2, A/4, A/8, A/36, A/64, A/128, A/256, A/512, chaque solution étant deux fois moins concentrée que la précédente. Au début, Mantoux commence par injecter A/128 si le sujet n'a pas de fièvre. Si le malade présente de l'hyperthermie, il commence par A/256 ou même A/512. La dose est de 1/20 de cc. A chaque piqûre, on augmente de 1/20 de cc. Mais il est prudent, au début, de répéter deux fois les mêmes doses. Arrivé à 13 ou 14/20 de cc., on passera à la solution immédiatement plus forte. La première dose sera de 2/20 de cc. On progressera toujours par 1/20 de cc. Faire une injection tous les quatre jours.

Lorsqu'on sera ainsi parvenu à une certaine dose d'une concentration déterminée, s'il se produit une amélioration notable, on pourra longtemps s'en tenir à cette dose qui constitue « la dose optima » de Sahli.

Enfin nous tenons à faire remarquer que le traitement à la tuberculine n'est pas exclusif et il ne s'oppose nullement à l'emploi simultané du traitement général et des traitements locaux dont l'association ne pourra que donner les meilleurs résultats.

En définitive, que conclure du traitement par la tuberculine et, d'une façon générale, du traitement médical de la néphrobacillose? D'une part, un temps suffisamment long n'a pas encore été observé entre le début de l'amélioration de l'état des malades et l'état actuel pour affirmer une parfaite guérison; d'autre part, il semble bien délicat et bien dangereux de conclure d'une guérison des symptômes à une guérison absolue. D'ailleurs, ces cas de disparition de tout symptôme sont extrêmement rares. Les bienfaits que l'on retire du traitement médical de la néphrobacillose consistent principalement en une amélioration des symptômes, diminution de la douleur, de la pyurie, de l'albuminurie, augmentation de poids souvent surprenante et les résultats gagnés par une telle méthode doivent être pris en considération. Sur des sujets non opérables parce qu'ils ont un état général précaire ou sur des malades opérés d'un rein et dont l'autre est à son tour très fortement lésé, l'hygiène, une médication judicieuse, la tuberculinothérapie permettront d'obtenir des bienfaits remarquables et assureront souvent une survie de plusieurs années à des patients définitivement condamnés.

Ainsi conclut Castaigne (*Journal médical français*, 1911) après avoir indiqué neuf cas de néphrobacillose double traités par le Spengler, la tuberculine de Beraneck ou le bouillon filtré de Denys. « Certes, les résultats du traitement médical et spécifique m'ont semblé particulièrement favorables quand les lésions sont exclusivement localisées aux reins. Que si, au contraire, d'autres organes sont intéressés en même temps, le résultat du traitement est tout différent ».

» Il ne faudrait pas croire d'ailleurs que dans les neuf cas que je signale, les malades puissent être considérés comme guéris. Loin de là, car tous, sauf deux, conservent du pus dans leurs urines, mais, fait important, la recherche du bacille de Koch, qui était facilement et toujours positive, est devenue rapidement négative, même lorsqu'elle a été faite par les moyens les plus sensibles. En dehors de cette pyurie persistante, les autres symptômes ont été notablement améliorés sous l'influence du traitement spé   e. On peut dire que la thérapeutique médicale rationnelle que nous préconisons est susceptible de donner des résultats très bons et très durables dans les cas de tuberculose rénale bilatérale, surtout quand le reste de l'organisme n'est pas intéressé. Et comme de tels cas paraissaient naguère au-dessus des ressources médicales, on peut dire qu'ils constituent une des indications idéales du traitement médical exclusif.

Traitement chirurgical. — Le traitement chirurgical de la tuberculose rénale comprend plusieurs opérations que nous étudierons successivement :

La néphrectomie partielle ;
La néphrostomie ;
La néphrectomie sous et extracapsulaire.
La décapsulation du rein.

La néphrectomie partielle qui consiste d'enlever la partie d'un rein reconnue malade sans exérèse du reste de l'organe, est aujourd'hui une opération abandonnée. Nous n'en parlons que pour mémoire. En effet, si l'on a découvert dans un rein une poche morbide volumineuse que l'on peut enlever, il est impossible de dire si le rein ne présente pas par ailleurs d'autres lésions et même il est fortement à supposer que le reste de l'organe n'est pas entièrement sain.

La néphrostomie ou néphrotomie est une opération chirurgicale ayant pour but d'aborder et d'ouvrir le rein, mettre à nu la poche malade et fixer l'organe ouvert à la paroi. On traite la poche ouverte comme on traiterait tout abcès froid. La néphrostomie offre le grand avantage de conserver le rein, mais cet avantage est bien inférieur à ses inconvénients pour que cette opération puisse être l'opération de choix.

Souvent, à la suite de l'ouverture de la poche purulente, on observe une sédation de la douleur et des phénomènes généraux, mais la guérison définitive n'est que l'exception. (Albarran n'en a constaté que deux cas).

D'habitude, après une phase d'amélioration, les phénomènes infectieux réapparaissent et s'accentuent. Mais le plus gros défaut que tous les auteurs s'accordent à reconnaître à cette opération, c'est la persistance interminable d'une fistule purulente et la conservation dans l'organisme d'un foyer de bacilles de Koch et de néphrotoxines.

Concluons que la néphrostomie n'est pas l'opération de choix. Elle conviendra cependant aux cas spéciaux où il faut intervenir d'urgence pour parer à une complication, alors que l'état du deuxième rein ne permet pas de tenter la néphrectomie. On la réservera de même comme une opération d'attente précédant une néphrectomie momentanément contre-indiquée par l'état général du sujet ou parce que l'on veut apprécier l'état fonctionnel du rein adelphe. Chez certains malades, en effet, l'infection du rein prend de telles proportions et provoque un tel retentissement sur l'état général du sujet qu'il serait dangereux de pratiquer une néphrectomie dans de pareilles conditions. On se contente alors d'ouvrir ces pyonéphroses tuberculeuses. L'amélioration qui suit la néphrostomie permet ultérieurement la néphrectomie secondaire. Mais les résultats opératoires, tant immédiats qu'éloignés, sont beaucoup moins favorables en pareil cas que pour la néphrectomie primitive qui est l'opération de choix. Enfin, il est certains cas d'affection bilatérale où la néphrostomie, associée à la décapsulation, amène la sédation de certains symptômes.

Ainsi concluait Albarran au Congrès d'urologie : « Je ne m'y risque que lorsque des accidents de pyonéphrose mettent la vie du malade en danger, et lorsque pour des raisons quelconques il m'est impossible de déterminer avec précision quel est l'état de l'autre rein... J'ai encore recours, pour prolonger la vie de mes malades, à la néphrostomie lorsque, d'un côté, il existe une pyonéphrose, tandis que le rein de l'autre côté présente déjà des lésions trop avancées pour qu'il me soit permis de penser qu'il est capable d'assurer à lui seul la vie ».

La néphrostomie n'est qu'une opération d'attente ou de nécessité.

La néphrectomie totale est l'opération de choix et constitue le traitement par excellence de la tuberculose rénale unie ou bilatérale dans la plus grande majorité des cas.

Évidemment, la néphrectomie prive le sujet de l'un de ses reins, organe important par lui-même, mais elle supprime en même temps le foyer d'infection initial qui a provoqué la tuberculisation de la vessie et du rein adelphe. Les statistiques prouvent surabondamment les bienfaits d'une telle intervention et sa bénignité depuis la dialysation des urines.

A la suite de l'extirpation du rein le plus atteint, on observe une atténuation des symptômes : les urines redeviennent claires, les douleurs diminuent, l'albumine disparaît, l'état général se relève et le malade s'achemine vers une guérison possible. Il y a plus. On remarque, en effet, un arrêt, ou tout au moins un ralentissement dans le développement des lésions bacillaires de la vessie, de la prostate et du rein opposé. Souvent même, ce processus infectieux paraît entièrement enrayé après l'ablation du foyer qui lui avait donné naissance et qui l'alimentait.

Évidemment, la condition essentielle de la néphrectomie réside dans l'état fonctionnel du rein laissé en place qui doit à lui tout seul assurer la fonction de l'élimination. L'insuffisance fonctionnelle de l'organe laissé en place est une contre-indication formelle à l'intervention et c'est pour ces cas particuliers que nous avons le traitement médical et la néphrostomie.

D'une façon générale, les complications vésico-urétérales ne constituent pas une contre-indication à l'intervention, puisqu'i est démontré que la tuberculose de la vessie et de la prostate est secondaire et s'améliore généralement à la suite de la néphrectomie.

Le mauvais état général peut être, dans certains cas, une contre-indication à l'opération. Mais il convient de faire à ce sujet certaines remarques. Il faut distinguer, en effet, le mauvais état général dû à l'état des reins de celui qui est lié à des altérations du reste de l'organisme.

Comme le fait remarquer Marion (*Indications thérapeutiques de la tuberculose rénale*), « vous observez un malade atteint de tumeur blanche dont la santé générale s'améliore après l'exérèse du foyer bacillaire articulaire ». De même dans les tuberculoses du rein pour les sujets chez lesquels un état général précaire relève de la suppuration et des phénomènes de rétention d'un rein tuberculeux qui seront améliorés après la néphrectomie. L'opération est ici nettement indiquée. Si, au contraire, le mauvais état général n'est pas sous la seule dépendance de la tuberculose rénale, mais se trouve lié à des lésions des autres organes, il peut y avoir contre-indication à l'intervention et c'est au clinicien d'apprécier si l'infection tuberculeuse des reins est ou n'est pas la plus importante.

Il n'est pas dans notre intention d'entrer dans la technique de l'opération ; nous dirons simplement que la néphrectomie peut se faire par la voie abdominale ou par la voie lombaire et qu'elle peut être extra ou sous-capsulaire.

Les chirurgiens adoptent généralement aujourd'hui la voie lombaire. Elle est d'abord d'un accès plus facile à l'opérateur, mais surtout elle met à l'abri des complications péritonéales qui s'observent parfois après la néphrectomie transabdominale. En outre, en cas de suppuration due à l'urétérite concomitante, le drainage peut se faire avec une facilité que l'autre mode d'intervention n'autorise pas.

Si le rein à enlever est atteint de périnéphrite, ce qui est le cas le plus habituel, avec une atmosphère cellulo-adipeuse épaissie et adhérente aux organes voisins, on pratique de préférence la néphrectomie sous-capsulaire. Cette opération préconisée par Ollier est rapide et l'on peut éviter sûrement toute blessure de l'intestin.

On pratique moins souvent la néphrectomie extra-capsulaire. D'après Rafin, cette opération tirerait surtout son indication de l'intégrité de la capsule adipeuse et, en pareil cas, l'on pourra isoler alors facilement le rein revêtu de sa capsule propre sans aucun danger pour les organes voisins.

Nous terminerons cet exposé des méthodes de traitement de la néphrobacillose double en signalant une opération palliative qui n'a pas l'importance de la néphrectomie, mais qui, associée ou non à la néphrostomie, peut donner de bons résultats dans les cas où l'intervention chirurgicale est impossible, par suite d'un mauvais état général ou de lésions bilatérales très avancées. Nous voulons parler de la décapsulation ou mieux de la réno-décortication (Brisset, thèse 1911).

Cette opération consiste à libérer le rein de ses adhérences cellulo-adipeuses si fréquentes, comme nous venons de le faire remarquer en cas de tuberculose rénale, puis de décortiquer le rein en isolant sa surface de sa capsule propre. On observe ainsi souvent une diminution des phénomènes douloureux et l'on prépare la voie à une néphrostomie ou à une néphrectomie future.

CHAPITRE IV

Les limites de la néphrectomie et observations cliniques.

Les limites de la néphrectomie.

Dans les pages précédentes, nous nous sommes efforcé de nous faire une idée des différents modes de traitement qui peuvent être mis en œuvre contre la néphrobacillose double et nous avons donné quelques indications générales sur leur valeur respective.

Nous allons rechercher maintenant, en nous basant sur l'expérience des urologistes, quel est le traitement qui, dans la majorité des cas, donne les meilleurs résultats. Exposant ensuite quelques observations cliniques, nous nous efforcerons de tirer quelques conclusions sur la valeur du traitement électif et sur les limites de son emploi.

De plus en plus l'intervention sanglante paraît être le traitement de choix de la tuberculose rénale bilatérale et la néphrectomie jouit de la faveur de la plupart des urologistes.

Il n'y a pourtant pas très longtemps encore, le fait pour une tuberculose rénale d'être bilatérale contre-indiquait toute intervention et la ligne de conduite de Lange, qui préconisait d'enlever le rein le plus malade lorsque la gravité des symptômes commandait l'intervention, n'était suivie par personne. Il faut arriver au Congrès international d'urologie de 1908, pour voir se préciser les opinions sur la question. Alors que Guisy conclut que l'intervention chirurgicale, même lorsqu'il y a altération des deux reins à des degrés inégaux, est toujours inutile et inefficace, Brongersma, Ceccherelli admettent la néphrostomie, mais pas la néphrectomie. Par contre, Heresco est d'avis que, quelque puisse être l'état du rein le plus atteint, pourvu que les lésions du côté opposé soient minimes et permettent un fonctionnement suffisant de cet organe, la néphrectomie convenait parfaitement et la néphrostomie devait être réservée aux formes les plus graves et inopérables avec état général très bas ne permettant pas la néphrectomie. La simple incision rénale diminue l'intoxication urinaire due à la résorption des produits inflammatoires de la rétention rénale.

Zuckerkandl, Duhot (*Annales de la Policlinique centrale de Bruxelles*, 1907), Albarran (*Presse médicale*, 1905), Pousson, Carlier soutiennent la même opinion et pensent que la néphrectomie peut momentanément sauver le malade et donner une longue survie.

Desnos, Minet (*Traité urologie*, 1909) ont vu la chute de la température et un relèvement notable de l'état général chez des sujets opérés dans des circonstances analogues et ils ont pu constater des survies de deux à quatre ans dans des conditions supportables pour les malades.

À la Société de chirurgie de Lyon (1er février 1912), Rochet présente les observations de 11 cas de néphrobacillose double qui sont l'origine de la thèse de Landret; de même la thèse de Brisset, inspirée par Ertzbischoff, contient plusieurs observations de ce genre. Nous en reparlerons dans notre paragraphe des observations cliniques.

Dans le *Lyon chirurgical* de 1912, Rochet et Thévenot donnaient 13 observations relatives à des malades atteints de lésions bilatérales et opérés dans ces conditions. La plus ancienne de ces observations remonte à avril 1908, la plus récente au 28 novembre 1910. La néphrectomie a donné des résultats variables suivant les conditions dans lesquelles elle a été pratiquée. M. Gangolph, en cas de pyélonéphrose double souvent peu douloureuse, est partisan de l'abstention opératoire. Michon (Limite des interventions dans la tuberculose rénale, *Presse médicale*, 1912) se montre plus réservé dans ses conclusions. « Dans le cas de bilatéralité des lésions, dit-il, la néphrectomie est à rejeter, même s'il y a une grande différence entre l'étendue des lésions à droite et à gauche. Le petit bénéfice d'amélioration pour le rein le moins atteint résultant de l'ablation du plus mauvais ne contrebalance pas l'importance de l'opération ».

M. Michon, en pareille circonstance, n'opère que dans les deux cas suivants : s'il y a destruction fonctionnelle complète d'un rein et surtout au cas de rein pyonéphrosé avec rétention et phénomènes fébriles.

Au Congrès d'urologie de 1914, la question de l'intervention chirurgicale au cas de tuberculose rénale bilatérale s'est posée de nouveau avec insistance. Wœlcher (d'Heidelberg), Ehchorn (d'Upsala) sont d'avis d'enlever le rein le plus malade si les lésions de l'organe que l'on veut laisser en place sont peu marquées. Ehchorn préconise même l'examen du rein le moins malade par une incision exploratrice qui permet en particulier d'apprécier l'état de l'uretère et du bassinet.

M. Nicolich apporte 9 cas de néphrectomie avec 7 guérisons ; Alessandri (de Rome), 5 cas améliorés ; Joseph (de Berlin), 1 cas avec bon résultat; Ravisini (de Trieste), 2 cas; Wildbolz (de Berne) en signale plusieurs avec amélioration post-opératoire.

M. Périer (de Genève) présente deux cas satisfaisants et il est partisan de faire une lombotomie exploratrice quand elle est nécessaire et, considérant la lombotomie comme une opération bénigne, de pratiquer ensuite la néphrectomie. Toutefois, chez les sujets dont la vessie est trop atteinte pour permettre la cystoscopie ou bien dans les cas où l'état général est notablement altéré, il conviendra de se montrer très circonspect en pareille occurrence et de ne pas faire les deux opérations simul-tanément, la lombotomie aggravant toujours le choc d'une opération qui peut être longue et difficile pour le chirurgien et le patient.

M. Hogge, de Liège, est partisan de la néphrectomie comme traitement palliatif. Heintz, Boyer (de Paris), ont confiance dans la néphrectomie, surtout lorsque le rein laissé en place n'est atteint que de lésions de granulie. Au cas de lésions ulcéro-caverneuses, on ne doit espérer qu'une amélioration passagère et une pseudo guérison.

Les résultats de M. Delbet ont été peu encourageants et ce chirurgien n'est partisan de la néphrectomie du côté le plus atteint que s'il existe des phénomènes douloureux très intenses avec pyonéphrose et accidents fébriles.

M. le professeur Marion divise, au point de vue opératoire, les lésions tuberculeuses bilatérales en quatre classes :

1° Les néphrobacilloses dans lesquelles une des lésions met immédiatement la vie du malade en danger et constitue un ennui considérable par les douleurs qu'elle provoque ou la fistule qui s'établit. Si le rein opposé est capable d'assurer à lui tout seul la fonction d'élimination, la néphrectomie doit être pratiquée.

2° Les cas de lésions bien supportées : si les deux reins sont également atteints, la néphrectomie est contre-indiquée. Si l'un des organes est fortement touché, l'autre l'étant beaucoup moins, il est prudent d'enlever le rein le plus malade ; si le rein le plus atteint est complètement détruit ou exclu, l'exclusion constituant un processus de guérison, il vaudra mieux s'abstenir.

3° Les bacilloses avec tuberculose nette d'un rein et de l'autre côté bacillurie sans pyurie ni diminution fonctionnelle. La néphrectomie serait indiquée car la bacillurie n'est pas nécessairement un indice de lésion rénale.

4° Les bacilloses unilatérales avec néphrite de l'autre rein. Si le rein atteint de néphrite assure bien la fonction d'élimination, la néphrectomie doit être pratiquée et elle est suivie généralement de l'amélioration de la néphrite.

Wœlcker pense que la néphrectomie peut être pratiquée à titre *d'indication vitale* lorsqu'en raison de la gravité des lésions d'un côté, la vie est immédiatement menacée. Il y a indication relative quand on espère, de l'ablation d'un rein gravement endommagé mais qui ne menace pas immédiatement la vie du sujet, une amélioration de l'autre rein pouvant amener une guérison.

Casper (de Berlin), étudiant le pronostic d'une intervention dans une tuberculose bilatérale, constate que, sur neuf cas avec bon pronostic pour le deuxième rein, un seul mourut. Sur neuf cas avec pronostic mauvais pour le deuxième rein, huit moururent peu après l'opération. Un seul cas survécut pendant deux ans et mourut d'urémie. Ceci nous confirme dans cette opinion que, dans les cas où l'examen fonctionnel et l'état anatomique permettent de reconnaître une insuffisance du deuxième rein, la néphrectomie fait courir de gros risques d'urémie post opératoire. C'est également l'opinion de M. Legueu : le pronostic dépend de la valeur fonctionnelle du rein à conserver; sur 93 néphrectomies pour tuberculose bilatérale, il y eut 13 morts post-opératoires pour insuffisance de l'autre rein. 34 moururent dans un délai de six mois à sept ans après la néphrectomie, avec une moyenne de deux à trois ans de survie. 22 étaient encore vivants sept ans après l'intervention, quand les observations furent publiées. M. Legueu étudie non seulement la survie mais aussi la question de la qualité de la survie qu'il mesurerait à l'action sur la vessie et au relèvement de l'état général.

L'action sur la vessie notée 27 fois a été nulle dans 5 cas; très favorable, mais de courte durée dans 6 cas et durable 13 fois.

En ce qui concerne l'état général, Legueu donne pour sa statistique 3 cas sans amélioration, 4 exemples de relèvement passager aboutissant bientôt à l'ancien état de choses, puis à la mort; enfin 8 cas d'amélioration persistante depuis 6 et 8 ans.

M. le professeur Pousson, au Congrès d'urologie 1914, déclare que, même en cas de lésions bilatérales avancées, le malade peut encore retirer des bienfaits de la néphrectomie qui n'apporte qu'une modification légère à un état préexistant puisque la fonction d'élimination était depuis longtemps déjà dévolue à l'organe laissé en place; et l'on supprime par ailleurs un foyer de bacilles de Koch et de néphrotoxines. Les nécropsies ont montré qu'il suffisait parfois d'un noyau rénal sain de très petite dimension pour permettre l'élimination d'une quantité d'urine normale de composition voisine de la normale.

Avec cette quasi certitude, M. Pousson est d'avis que l'on peut être autorisé à opérer même lorsque l'on est certain que le rein que l'on conservera est atteint de lésions très avancées. La douleur, l'hématurie, la rétention rénale, la chute de l'état général et la persistance des phénomènes fébriles guideront le chirurgien dans son intervention.

Pour les trois premiers symptômes, le siège de la lésion est indiqué par le malade ou par le cathétérisme qui fixe sur le côté à opérer. Mais quand l'état général devient mauvais, que la température reste élevée si l'on n'a pas d'indications précises sur le côté le plus atteint, M. Pousson est d'avis de s'abstenir de toute néphrectomie, car les causes peuvent être bilatérales. Tout au plus dans les cas extrêmes pourra-t-on tenter une double néphrotomie.

Enfin, si la bilatéralité n'est pas certaine, l'intervention reconnaît des indications plus précises et plus pressantes encore. On sait l'influence du rein malade sur son congénère, et, si le rein adelphe est menacé, il est nécessaire de supprimer au plus tôt le foyer infectieux qui ne peut que contribuer à son envahissement définitif. Les résultats de M. Pousson portent sur 4 cas publiés en 1908, 3 se sont ajoutés et 4 sur 7 sont encore vivants aujourd'hui.

Il paraît résulter de toutes les déclarations précédentes que l'intervention sanglante et surtout la néphrectomie paraissent être considérées par les auteurs comme le traitement qui convient le mieux dans la majorité des cas de néphrobacillose double.

Évidemment, sur la question de la limite de l'intervention, les opinions divergent. Nous avons vu, par exemple, que MM. Michon, Casper, Legueu, Marion ne sont partisans du traitement chirurgical que si le rein adelphe n'est atteint que de lésions minimes. M. le professeur Pousson, M. le professeur Rochet, par contre, repoussent beaucoup plus loin les limites de l'intervention, prétendant, à juste titre, que si l'on enlève un rein très malade qui ne joue plus aucun rôle dans l'élimination, la fonction d'excrétion n'en sera nullement changée et l'on aura en fait supprimé un des foyers d'infection.

Que cherche-t-on, en effet, chez des malades atteints de néphrobacillose double, dont l'arbre urinaire est généralement infecté très fortement et depuis très longtemps? Une guérison? Peut-être, mais sans que l'on puisse y compter beaucoup. Le but qu'il faut s'efforcer d'atteindre, c'est de permettre à ces patients de vivre le plus longtemps possible dans des conditions physiques et physiologiques supportables. La néphrectomie, même dans ces cas extrêmes, paraît avoir donné de grandes satisfactions et des résultats meilleurs que la néphrostomie ou la simple ponction rénale qui ne soulage que pour très peu de temps et donne même souvent plus tard des accidents locaux, tels que des fistules et une inoculation tuberculeuse de la loge rénale et des pians superficiels.

Observations cliniques.

Nous allons donner, dans les pages suivantes, une série d'observations cliniques relatives à des sujets porteurs de lésions bilatérales à des stades divers de l'infection et nous avons groupé nos observations cliniques en trois séries suivant l'état des lésions dans les deux organes.

Nous verrons ainsi combien le pronostic varie et combien les résultats post-opératoires sont différents suivant la valeur fonctionnelle du rein auquel on ne touche pas.

Trois cas sont, en effet, à considérer :

1° Un rein est très malade. Il est gros, nettement suppuré. Par contre, le rein adelphe est peu touché;

2° Tous deux sont peu atteints;

3° Tous deux sont très infectés.

Au point de vue chirurgical, c'est la première de ces catégories qui est la plus importante et celle à qui la néphrectomie convient le mieux. C'est, en effet, le cas le plus favorable à l'intervention, puisqu'elle a pour caractéristique l'intégrité fonctionnelle relative du rein le moins malade. Nous verrons tout à l'heure que les résultats sont assez satisfaisants.

Du reste, les malades de cette catégorie ne se présentent pas tous au chirurgien dans des conditions analogues et, au point de vue de l'indication thérapeutique, on pourrait, avec Braun et Cruet (*Annales des maladies des organes génito-urinaires,* 1909) et Brisset (Thèse, 1911), les grouper dans les trois sous-classes suivantes :

1° Le rein le plus malade ne compte plus au point de vue fonctionnel, mais les phénomènes généraux auxquels il donne naissance ne constituent pas un danger immédiat pour l'individu (6 observations) ;

2° Le rein le plus atteint donne naissance à des phénomènes de rétention, à de la fièvre, avec état général mauvais, et constitue un danger pour l'organisme (8 observations) ;

3° Sous-classe qui correspond à une exagération des symptômes du paragraphe précédent; les phénomènes généraux sont tels que le malade est dans un état de faiblesse extrême et de cachexie avancée (4 observations).

Pour le premier sous-groupe, la ligne de conduite varie suivant les chirurgiens. Les faits observés, en raison de l'absence de mortalité immédiate, font penser que certains de ces sujets peuvent être justiciables d'une néphrectomie primitive et non pas secondaire à une néphrostomie, suivant l'opinion de Brisset, qui expose trop aux infections secondaires à la tuberculisation de la plaie opératoire et doit céder le pas à la néphrectomie d'emblée (Rochet et Thévenot, *Lyon chirurgical,* 1912).

Pour les cas cliniques se rapportant à la deuxième sous-classe, les mêmes divergences d'opinion n'existent plus. Tous les auteurs se rangent à la pratique d'Albarran et sont partisans de la néphrectomie. « J'ai pratiqué, dit Albarran, la néphrectomie chez quatre malades dont l'un des reins, quoique tuberculeux, me paraissait encore susceptible d'assurer la vie, alors que le rein enlevé était cause de troubles profonds de la santé générale. Trois de ces malades continuent à vivre depuis longtemps. Le quatrième est mort avec des phénomènes urémiques plusieurs mois après l'intervention ».

Dans la troisième sous-classe, les phénomènes généraux sont tels que le malade est cachectisé et la néphrectomie n'est peut-être pas ici très indiquée. Pourtant la suppression de ce foyer purulent, cause de l'intoxication intense de tout l'organisme, peut donner parfois de véritables résurrections momentanées en relevant l'état général et en amenant la diminution des douleurs atroces de la cystalgie. A la rigueur, si l'on ne veut pas pratiquer la néphrectomie on pourra, par des moyens palliatifs tels que la néphrostomie ou la ponction rénale, amener la disparition d'accidents engendrés par la rétention purulente.

La deuxième catégorie de malades comprend les sujets chez lesquels les lésions des deux reins sont sensiblement égales et peu intenses. L'intervention chirurgicale ne paraît pas ici très indiquée. En effet, nous concevons que nous allons enlever ici un organe dont la valeur fonctionnelle est très marquée et nous ne supprimerons en aucune manière un gros foyer d'infection générale. Pas plus la néphrostomie que la néphrectomie ne sauraient, en pareil cas, être recommandées. Ici c'est le traitement médical qui peut nous donner les meilleurs résultats et assurer au malade une longue survie. Nous empruntons à la thèse de Landret un certain nombre d'observations très instructives puisqu'elles concernent des sujets chez lesquels les accidents datent de huit et dix ans.

La troisième catégorie correspond aux cas cliniques avec lésions rénales très avancées des deux côtés. C'est là évidemment la plus mauvaise condition qui soit possible. Il semble *a priori*, qu'aucune intervention ne doive être pratiquée. Le chirurgien y est souvent conduit néanmoins par le fait de phénomènes douloureux, de périnéphrite concomitante et d'infection. C'est, comme nous l'avons déjà énoncé plus haut, l'opinion de certains urologistes tels que M. le professeur Pousson, que, même en de telles circonstances peu favorables, l'extirpation du rein le plus touché peut encore assurer une survie de quelque temps.

En de semblables conditions, on serait mal venu si l'on espérait obtenir des résultats très brillants par la néphrectomie ou la ponction rénale. Les opérés dans un état pareil sont morts plus ou moins rapidement, ainsi que l'avouent tous les auteurs qui ont été forcés à l'opération à un stade aussi avancé de l'infection (Rochet et Thévenot, Zuckerkandl, Carlier, Marion, Pousson). N'oublions pas qu'ici la néphrectomie, c'est l'ablation de la coque d'un abcès que l'on vient d'ouvrir, c'est-à-dire plus qu'une néphrectomie (Rochet et Thévenot). Au surplus, en intervenant, nous n'escomptons pas des résultats bien satisfaisants puisque les deux reins sont très malades et que l'intervention n'a pour but que de parer à la symptomatologie douloureuse ou à des phénomènes généraux inquiétants et que, par l'état même de ses reins, le sujet est condamné à une mort certaine au bout d'un temps plus ou moins long.

Première catégorie. — Première sous-classe.

OBSERVATION I

(résumée d'après Bœckel).

Néphrectomie.
Bon état général persistant deux ans après l'opération.

Victor D..., 33 ans, cocher, entre à l'hôpital le 13 janvier 1910 pour douleurs rénales et vésicales.

Antécédents héréditaires. — Néant.

Antécédents personnels. — Pleurésie droite au service militaire, épididymite suppurée droite. Marié, père de trois enfants. Maladie actuelle. En juillet dernier, violentes douleurs dans la région lombaire gauche. Douleur à caractère paroxystique durant deux ans (jusqu'à dix mictions en un quart d'heure). Urines troubles, épaisses, purulentes. Mictions très douloureuses.

État actuel. — Vessie : symptômes très diminués d'intensité, accès douloureux rares; mictions toutes les demi-heures, urines plus claires.

Appareil génital. — Sur les bourses, trace de fistule provenant de l'épididymite.

État général. — Assez bon, un peu amaigri.

Antécédent pulmonaire. — Rien à signaler

Examen cystoscopique. — Assez bonne capacité vésicale.

La vessie est à peu près normale sauf au niveau de l'uretère gauche. La muqueuse y est boursoufflée, mamelonnée à tel point que l'on ne peut voir le méat urétéral ni y introduire une sonde. On envoie les urines séparément à l'analyse.

Examen histologique. — Urine du rein gauche, nombreuses cellules épithéliales, hématies, globules de pus.

Pas d'inoculation au cobaye.

Analyse chimique.

Quantité, 1.800 grammes.			Rein gauche	Rein droit
Densité à 15° = 1,017. — Réaction acide.			—	—
Urée....	{ par litre.......	16,161 }	5,348	20,20
	{ par 24 heures..	29,09 }		
Chlorures	{ par litre.......	4,50 }	2,10	9,30
	{ par 24 heures..	8,10 {		
Phosphates...	{ par litre.......	1,20 }	impossible	trop peu d'urine
	{ par 24 heures..	2,16 }		
Albumine....	{ par litre.......	0,60 }	3 gr.	1,20
	{ par 24 heures..	1,08 }		
Glucose......................		00	00	00

Conclusion. — A droite, pas de pus, fonctionnement satisfaisant ; à gauche, pus et fonctionnement défectueux.

On pratique, le 23 février 1910, la néphrectomie gauche. Le 20 mars, formation d'un abcès, cautérisation au chlorure de zinc. Rentré chez lui fin avril.

Suites éloignées : Revu le 3 avril 1911. Amélioration des symptômes vésicaux quatre mois après l'intervention. Miction toutes les trois ou quatre heures. La nuit, une fois au maximum. Plus de douleur à la miction, urines limpides, sans pus, ni sang. Capacité vésicale, 120 grammes.

État général excellent.

État du rein restant. — Ni douloureux, ni perceptible. Inoculation positive.

Analyse chimique.

Urée......................	18,85 par litre.	
Chlorures	5 gr.	»
Phosphates...............	1,50	»

2 mai 1912 : L'opéré est en bonne santé.

Observation II

(Thèse du Dr Brckel, 1912).

**État général satisfaisant. — Rein droit très lésé. — Néphrectomie.
Survie 37 mois. — Mort par anurie.**

Georges G..., 26 ans, gardien de prison, entre dans le service de
M. le docteur agrégé André, le 25 janvier 1909, pour symptômes
rénaux et vésicaux.

Antécédents héréditaires. — Néant.

Antécédents collatéraux. — Frère mort de tuberculose pulmonaire
et laryngée. D'autres frères et sœurs bien portants.

Antécédents personnels. — Rougeole à huit ans. Pneumonie à quatorze. Sans cela, n'a jamais été malade, n'est pas tousseur, pas
d'hémoptysie; aucune affection vénérienne. Le malade a eu des
coliques néphrétiques d'une durée de deux jours; trois crises depuis
trois mois. Un mois plus tard, symptômes de cystite. Miction toutes
les deux heures, très impérieuses, urines troubles, hématuries terminales, très douloureuses à l'extrémité du gland.

État actuel. — Amaigrissement depuis trois mois. Ni fièvre, ni
sueurs nocturnes; mictions impérieuses. Émission des dernières
gouttes douloureuse. Il n'y a plus d'hématuries terminales.

Polyurie : urines troubles, dépôt abondant. Depuis la crise de
coliques néphrétiques, G... souffre continuellement du rein droit;
douleurs plus vives dans le décubitus horizontal. Palpation douloureuse. Rein droit un peu augmenté de volume. Rien de particulier à
gauche. Rien du côté de l'uretère. Vessie très réduite et très intolérante.

Examen cystoscopique. — Vessie rouge, enflammée, petites ulcérations tuberculeuses sécrétant du pus. D'autres tubercules sont en
voie de ramollissement. Méat droit béant. Le méat gauche paraît
normal; cathétérisme urétéral : à gauche, facile, urines claires; à
droite, facile aussi, urines purulentes.

Analyse des urines séparées.

Urines de 24 heures :			Rein gauche	Rein droit
Quantité, 1.750.			—	—
Densité à 15° = 1,013.				
Couleur n° 2 de l'échelle Vogel.				
Réaction acide.				
Dépôt abondant.			globules purs	globules rouges
Urée.	par litre.	14,19	10,58	26,61
	par 24 heures. . .	24,83		
Chlorures.	par litre.	4	1,75	6,20
	par 24 heures. . .	7		
Phosphates. . . .	par litre.	1,10	dosage impossible à cause de la	
	par 24 heures. . .	1,91	petite quantité	
Glucose.		néant	néant	néant
Albumine.	par litre.	0,35	0,75	0,35
	par 24 heures. . .	0,61		

Examen histologique. — Rein droit : Cellules de pus, globules blancs polynucléaires. Rein gauche : Pas de pus, globules rouges. On n'a pas pratiqué d'inoculation au cobaye.

Rien du côté de l'appareil génital.

Néphrectomie lombaire droite le 2 février 1909. Un peu de fièvre les jours suivants. Huit jours après l'intervention, les urines sont à peu près claires.

Le 24 avril, on cautérise au thermocautère de petites inoculations tuberculeuses sur le trajet de la cicatrice sur toute son étendue. La cicatrice se fait alors normalement. Guérison définitive mars 1910.

Deux ans et deux mois après l'opération, on examine le sujet.

Cicatrice : Non douloureuse, légère éventration à son niveau.

Vessie : Amélioration notable, mais passagère, pendant le premier mois après l'opération. Mictions : besoins impérieux d'uriner toutes les heures. Douleurs beaucoup moins vives à la miction. Urines : louches, pas de sang; capacité vésicale, 90 grammes.

Cystoscopie. — Vessie congestionnée. Ulcérations en partie cicatrisées; placard rouge autour de l'uretère droit. Méat droit normal.

État général. — Satisfaisant; a repris son travail dix mois après l'intervention; mange de bon appétit.

Poumons. — Ni toux, ni expectoration; pas de lésion en évolution. Le rein restant n'est ni douloureux, ni perceptible.

Analyse des urines de 24 heures. — Quantité, 4.000. Densité à 15° = 1,010. Couleur jaune. Aspect louche. Dépôt très faible. Réaction acide.

Urée.............	6 gr. par litre	24	par 24 heures
Chlorures	5,85	23,40	»
Phosphates........	0,52	2,08	»
Glucose...........	0,00	0,00	»
Albumine	0,30	1,20	»

Examen histologique. — Mononucléaires, globules de pus peu abondants; hématies en petit nombre. Quelques rares cylindres hyalins.

Inoculation positive (mort du cobaye sept semaines après l'inoculation).

En janvier 1912, l'état général n'est pas mauvais, urines purulentes, souffre de cystite.

Analyse d'urine (13 janvier 1912).

Urée......................	14,05
Chlorures	3 gr.
Phosphates...............	1,02
Albumine	présence non dosée.
Quantité dans les 24 heures .	non indiquée.

Le 3 mars 1912, mort d'urémie précédée d'une anurie de quarante huit heures.

OBSERVATION III

(Rocher, *Lyon chirurgical*, 1912).

État général très bon. — Néphrectomie. — Quatre ans après l'opération le sujet était encore en très bonne santé.

G..., 31 ans, entre à l'Antiquaille le 26 mars 1908. Rien à signaler dans ses antécédents héréditaires. Personnellement, méningite (?) à dix ans et trois blennorrhagies de dix-sept à dix-huit ans sans complication vésicale ou rénale. Depuis quatre ans, il souffre d'une affection gastrique et a de la phosphaturie. La maladie actuelle a débuté,

il y a quatre mois, par des douleurs lombaires intermittentes et peu
violentes. Ces douleurs se sont accompagnées de douleurs de cystite :
envies plus fréquentes d'uriner, mictions un peu cuisantes, surtout
à la fin. Jamais d'hématurie. Aucun phénomène de rétention chronique ou intermittente du bassinet.

A son entrée à l'hôpital, G. . a conservé un bon état général sans
autres phénomènes que ceux qu'il présente du côté de l'appareil
urinaire. Le rein droit n'est pas senti et sa recherche ne détermine
aucune douleur, aucune contracture de la paroi. Le rein gauche est
gros, pas abaissé, pas mobile, peu douloureux à une palpation profonde. La pression sur le trajet de l'uretère ne réveille aucune douleur. La prostate est petite, non bosselée. Plancher vésical très sou-
ple. Rien au testicule restant, le malade ayant été castré d'un côté
après lésions traumatiques.

La cystoscopie montre que l'orifice de l'uretère droit est normal.
Le cathétérisme en est facile. Il permet de recueillir des urines claires
sans albumine. Un cobaye inoculé avec celle-ci ne présente pas de
lésions viscérales, mais des ganglions lombaires dont un caséeux à
sa partie centrale. Quant à l'inoculation par des urines totales, elle
donne de nombreux ganglions lombaires, des tubercules dans la rate
et quelques granulations dans les poumons.

Néphrectomie gauche le 18 avril. Grosse périnéphrite suppurée.
Rein volumineux atteint de dégénérescence caséeuse. Suites opératoires simples. Le malade continue a être surveillé, il a repris complètement ses occupations. État général florissant. Urines claires. Il ne
ressent aucun malaise depuis son opération. Dernières nouvelles
6 mars 1912.

OBSERVATION IV

(Rocher).

État général bon. — Néphrectomie. — Survie 18 mois.

Mme G..., 33 ans, vient à l'hôpital pour de violentes douleurs de
cystite et de pyurie. A l'examen local, on trouve le rein droit considérablement augmenté de volume, alors que le rein gauche n'est pas

perceptible. L'inoculation des urines de l'un et de l'autre rein est positive. L'état général étant bon et la cystite étant tolérable, le rein droit est enlevé ainsi que 7 centimètres d'uretère. Il est atteint de pyonéphrose typique. L'opération fut suivie d'une amélioration énorme; la malade jusqu'alors clouée au lit peut reprendre sa vie habituelle et engraissa de plusieurs kilos. Le taux urinaire resta très satisfaisant après l'opération, mais les urines étaient toujours assez troubles. Moins d'un an après, la cystite réapparaissait aussi douloureuse qu'autrefois, si douloureuse même que l'on dut faire une boutonnière vésico-vaginale.

La malade finit par succomber dix-huit mois après l'opération avec des urines de plus en plus purulentes, par destruction du rein laissé en place.

Observation V

(Rochet).

Néphrectomie avec état général bon. — Le malade est suivi deux ans et, à sa dernière visite, état satisfaisant.

J. F.... 29 ans, employé, sans antécédents héréditaires ou personnels, souffre depuis six ans de douleurs lombaires et est obligé de se lever la nuit deux ou trois fois pour uriner. Depuis six mois, ses urines sont devenues troubles, les douleurs au rein sont plus marquées. A son entrée à l'hôpital, le 3 avril 1910, on compte une miction toutes les deux heures pendant le jour, trois à quatre pendant la nuit. Le rein droit n'est pas perceptible. Le gauche est douloureux à la pression et son pôle inférieur forme une masse dure et arrondie. La capacité vésicale est normale. Rien à la prostate ni aux testicules, pas d'autres lésions viscérales. Léger amaigrissement.

La cystoscopie montre que la vessie est très sale. On ne peut voir les orifices urétéraux et il faut, avec un appareil de Cathelin, faire une séparation. Les urines à droite sont beaucoup moins purulentes qu'à gauche. Inoculées au cobaye, elles donnent des deux côtés un résultat positif. Mais le rein droit ayant une teneur suffisante en urée et en chlorures et, quoiqu'il sécrète une urine louche, on décide d'enlever le rein gauche.

Néphrectomie sous-capsulaire le 27 avril 1910. Le rein, très adhérent, est constitué par une série de cavernes. On sent de gros ganglions le long du pédicule au moment où l'on va sectionner ce dernier.

On revoit le malade en septembre 1910. Il est en bon état général. Les urines, très claires d'abord, se troublent depuis quelque temps. A gauche, on sent rouler un cordon qui répond à l'uretère épaissi et douloureux.

Le 29 octobre, le rein droit devient douloureux à son tour. Les urines se troublent davantage. Cependant l'inoculation n'est pas positive. Un an plus tard, le 29 octobre 1911, F... revient à l'hôpital. Aux signes précédents se sont ajoutées des hématuries. Pour se renseigner d'une façon précise sur l'état du rein droit, on pratique, le 22 décembre 1911, une lombotomie exploratrice et l'on dégage le rein de sa capsule adipeuse. Il paraît sain. On ne constate, en tous cas à sa surface, ni granulation ni abcès. Mais on ne le fend pas pour vérifier l'intérieur. Allant mieux, beaucoup plus tranquille parce qu'il sait que le rein restant ne nous a pas paru malade, F... quitte l'hôpital le 26 janvier 1912. Nous l'avons revu au mois de mars. Son état général est excellent et les urines sont redevenues claires.

OBSERVATION VI

(ROGER.)

État général satisfaisant. — Un rein très lésé. — Néphrectomie. — Bons résultats qui durent depuis deux ans.

Mme V. H..., cultivatrice, âgée de 29 ans, sans antécédents héréditaires ou personnels, fut prise brusquement d'une violente douleur dans la région vésicale au mois d'octobre 1908. Cette douleur s'irradiait au méat urétéral et s'accompagnait d'un violent point de côté dans l'hypochondre gauche. La malade avait des envies fréquentes d'uriner mais n'émettait que quelques gouttes à la fois. Cette crise douloureuse dura environ une heure et se répéta pendant trois mois tous les huit jours; elle ne fut jamais suivie d'hématurie, ni d'expulsion de graviers.

Au mois de novembre 1909, nouvelle crise avec pyurie et hématurie légère. En mai 1910, hématurie totale.

Lorsque la malade vient à l'hôpital, le 22 septembre 1910, on constate que les reins ne sont pas perçus, mais que le gauche est un peu douloureux à la palpation profonde. La pression sur l'uretère est indolore.

Les urines sont troubles, purulentes. Mᵐᵉ V. H... urine toutes les heures et demie pendant le jour; quatre ou cinq fois pendant la nuit. Le cathétérisme des uretères donne une urine claire à droite et purulente à gauche. L'examen clinique établit que le rein droit a une élimination fonctionnelle bonne, alors que celle du rein gauche est très faible. L'inoculation des urines est positive des deux côtés.

Le 30 septembre 1910 le rein gauche est enlevé par la méthode extracapsulaire. Son pôle inférieur contient une caverne du volume d'une noix. La partie moyenne renferme beaucoup de tubercules.

La malade mit très longtemps à se relever de son opération. La plaie s'inocula même de tuberculose en certains points. Enfin elle put quitter le service le 15 novembre 1910. Depuis, elle a été revue à diverses reprises : urines toujours un peu troubles. Il y a encore un peu de cystite.

L'uretère qui était gros est peut-être la cause de ces accidents.

Première catégorie. — Deuxième sous-classe.

OBSERVATION VII

Denot, *Annales policlinique.* Bruxelles, 1908.

État général peu satisfaisant. — Néphrectomie. — Amélioration persistant un an après. — Pronostic réservé.

Il s'agit d'un homme de 40 ans à hérédité tuberculeuse. Depuis cinq ans se plaint de douleurs sourdes dans le flanc droit. La palpation ne permet pas de sentir le rein.

État général mauvais depuis deux ans déjà. Cet homme a dû abandonner tout travail.

L'examen cystoscopique montre un bas-fond vésical très altéré, semé d'ulcérations et de débris d'épithélium nécrosé; l'orifice de l'uretère droit est très altéré, celui de gauche l'est beaucoup moins.

Le cathétérisme de l'uretère gauche est impossible. Celui de droite est facile. Le rein gauche donne 75 cc. d'une urine légèrement trouble, pendant que le rein droit donne à peine 4 cc. d'urine absolument purulente. L'analyse chimique donne 14 grammes d'urée par litre à gauche, tandis qu'il y a à peine 1 gramme à droite. Dans ces conditions, il est manifestement certain que le rein droit ne contribue plus à la dépuration de l'organisme ; que, bien au contraire, il constitue un foyer de substances toxiques et exerce une influence délétère sur le rein gauche qui semble capable d'assurer seul l'excrétion urinaire.

Le 14 novembre 1907, je pratiquai la néphrectomie avec l'assistance des docteurs Puttmans et Hermans, en présence du docteur Hosaert de Rumpts. Le rein atteint est petit et fortement bosselé. Le pus qu'il contient est sous pression et jaillit lors de l'incision des poches. Il ne reste plus rien de la substance rénale complètement détruite.

Le rein est réduit à une poche fibreuse contenant des cavités remplies de pus, isolées les unes des autres par des cloisons scléreuses et ne communiquant plus avec la vessie. Une des poches a détruit la capsule propre du rein et est venue former un abcès périnéphrétique. L'infection de la cage rénale m'empêche de tenter la réunion. Je place des drains et une mèche de gaze.

Aussitôt après l'opération, la température qui montait à 38,5 tombe à 37°.

Actuellement, il reste encore une petite fistule lombaire en bonne voie de cicatrisation.

Les urines sont éclaircies. L'appétit est revenu, et, si la néphrectomie ne peut plus ici amener la guérison puisque le deuxième rein est atteint, elle aura du moins l'avantage de faire évoluer les lésions avec plus de lenteur et de prolonger notablement la vie au malade qui se trouve considérablement amélioré.

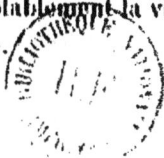

OBSERVATION VIII

(BECQUET).

État général peu satisfaisant. — Un rein très touché agissant sur son congénère. — Néphrectomie. — L'état reste satisfaisant quatorze mois plus tard.

Mme Léonie M..., 37 ans, tisserande, entre dans le service de M. le professeur André, le 30 janvier 1911.

Antécédents héréditaires et collatéraux. — Néant.

Antécédents personnels. — Mari mort bacillaire. Une fille bien portante. Six fausses couches. Trois enfants morts : l'un de méningite, un autre de broncho-pneumonie, le troisième d'affection mal définie.

Érisypèle à 10 ans.

Depuis un an cystite.

État général. — Température à 37,6 ; pouls 88. Sueurs nocturnes, a un peu maigri et perdu des forces depuis quelques mois. Appétit bien conservé.

Antécédents pulmonaires. — Hémoptysie l'an dernier. Induration des deux sommets.

Vessie. — Obligation d'uriner toutes les demi-heures, mictions douloureuses. On a constaté, à deux ou trois reprises, la présence de sang dans les urines.

Urines. — Troubles, purulentes, dépôt abondant.

Reins. — En palpant le rein droit, tumeur assez volumineuse donnant la sensation du ballottement. Un peu de douleur à la pression de l'organe qui est, en outre, abaissé. L'autre rein n'est pas douloureux et ne paraît pas augmenté de volume.

Appareil génital. — Pertes blanches abondantes pendant les règles.

Cystoscopie. — Capacité vésicale relativement bonne. On peut injecter sans souffrance 120 cc. de liquide. La muqueuse vésicale est congestionnée. Orifice urétéral gauche normal. A droite, ulcéré, béant, cratériforme. Cathétérisme urétéral droit impossible. La sonde bute à 2 centimètres plus loin et ne peut pénétrer.

Par le cathétérisme gauche, on recueille une urine que l'on envoie à l'analyse.

Examen histologique. — Volumineux clot. Rares globules de pus, nombreuses cellules épithéliales pavimenteuses.

Inoculation au cobaye : positive.

Urée.	11,81
Chlorures	5,75
Phosphates.	2,40
Albumine	traces.
Glucose.	0,00

Le rein droit est malade. Le gauche paraît fonctionner suffisamment; le 15 février 1911, on pratique la néphrectomie lombaire droite.

Quitte le service le 15 avril 1911.

Le 24 mai, la malade revient. État vésical très amélioré. Mictions toutes les trois heures. La nuit, deux fois. Douleurs presque nulles. Urines troubles, mais beaucoup moins qu'avant l'opération, capacité vésicale : 150 grammes.

Cystoscopie. — Vessie congestionnée, région urétérale droite encore ulcérée. Urine des vingt-quatre heures : 1 litre et demi.

État général. — Les forces reviennent peu à peu, la malade n'a pas encore repris son travail.

État du rein restant. — Inoculation de l'urine aseptiquement dans le rein : positive.

Le 13 avril 1912, la malade va bien.

OBSERVATION IX

(Brocard.)

État général peu satisfaisant. — Néphrectomie. — Mort deux ans et demi après de tuberculose générale. — Conservation d'un bon état général onze mois.

Adrien C..., 22 ans, cultivateur, entre dans le service.

Antécédents héréditaires. — Néant.

Antécédents personnels. — Plusieurs angines de huit à dix ans et à dix-huit ans. Pas d'accident vénérien.

La maladie actuelle a débuté progressivement, il y a quatre ans. Symptômes de cystite. Mictions toutes les heures, grandes souffrances pendant et vingt minutes encore après. Urines purulentes, un peu de sang parfois.

Engagé volontaire, envoyé à l'infirmerie et à l'hôpital quelque temps après son incorporation. Il est envoyé en convalescence, puis réformé. Rentré dans le civil, il est soigné sans succès à Épinal. Douleurs dans le rein droit après une fatigue.

État actuel. — Pâle, très amaigri.

Vessie. — Miction toutes les demi-heures; souffrance vive après la miction. Urines troubles, dépôt purulent abondant.

Analyse chimique des 24 heures.

Quantité 1.700
Densité 1.014

Couleur 3 de l'échelle Vogel.
Réaction acide. Dépôt abondant, Mononucléaires et globules de pus.

	par litre	par 24 heures
Urée	12,12	20.60
Acide urique	0,37	0,62
Chlorures	4,55	7,73
Phosphates	1,50	2,55
Glucose	0,00	0,00
Albumine	0,30	0,85

Examen cystoscopique. — Difficile à pratiquer. Vessie intolérante, très congestionnée. Ulcérations au voisinage de l'uretère droit par l'orifice duquel s'échappe de l'urine purulente.

Rein droit malade.

Le cathétérisme de l'uretère gauche donne :

Couleur 3, échelle Vogel.
Réaction acide.

Urée .... 17,10 par litre
Chlorures .... 8,00 »
Albumine.................. 0,20 »

Pas de sédiment.

Examen histologique (rein gauche). — Quelques globules rouges et cellules épithéliales. Quelques leucocytes mononucléaires. Pas de pus.

Le rein gauche n'est pas sensible à la palpation. En palpant le droit, on sent son pôle inférieur qui est légèrement douloureux.

Épreuve du bleu de méthylène satisfaisante.

Appareil génital. — Rien de particulier.

Appareil respiratoire. — Pas de tuberculose.

Intervention. — Néphrectomie lombaire sous-capsulaire droite 17 décembre 1908. Suites opératoires normales. Exeat le 31 décembre. Rentre le 13 janvier 1909 pour épididymite tuberculeuse. Castration gauche le 22 janvier.

Épididymite droite bacillaire le 11 février. Le 25 février, on pratique l'épididymectomie droite.

Quitte l'hôpital fin mars 1909.

Revu le 15 juin. A repris son travail; bon état général, vessie améliorée. Les souffrances ont disparu. Les urines sont presque claires. Mictions toutes les deux heures.

Suites éloignées. — Février 1910 : Depuis trois semaines, bronchite. De même, le malade a recommencé à souffrir de sa vessie. Il n'urine que toutes les deux heures, mais les mictions sont un peu douloureuses et impérieuses. État général bon.

Décembre 1910 : Amaigrissement. État général mauvais. Cesse tout travail. Toux abondante. Mauvaise digestion. Anorexie. Diarrhée.

Vessie. — Urine toutes les heures. Capacité, 80 grammes.

Urines. — Troubles, léger dépôt.

Cystoscopie. — Vessie très congestionnée au voisinage de l'uretère droit correspondant au côté opéré. On aperçoit quelques ulcérations recouvertes de pus et des placards très rouges. Pas d'ulcération.

Uretères. — Droit : douloureux. Pas de douleur à gauche.

État du rein. — Hypertrophie du rein gauche.

Analyse chimique d'urine des 24 heures.

Quantité	1.000
Urée	27,78
Chlorures	2,55
Phosphates	1,00
Albumine	1,00

Inoculation positive au cobaye.

Dépôt peu considérable avec globules de pus.

État général. — Mauvais. Sueurs nocturnes. Appareil respiratoire. Toux et expectoration purulente, signes de cavernes, lésions bacillaires en pleine évolution.

Le malade meurt chez lui le 30 avril 1911, deux ans et demi après la néphrectomie.

OBSERVATION X (résumée)

(ROCHET).

État général peu satisfaisant. — Néphrectomie. — Amélioration considérable post-opératoire. — Pronostic mauvais après cinq ans.

Mme E..., 38 ans, après avoir joui d'une excellente santé, commença à ressentir quelques douleurs du côté gauche et des signes de cystite. On mit les accidents sur le compte d'un petit fibrome utérin qui fut enlevé par un gynécologue.

Malgré cela, les troubles rénaux continuèrent. Les urines devinrent de plus en plus sales, et en 1906 les symptômes étaient les suivants : Pyurie très accentuée, constituée parfois par du pus presque pur; pollakyurie nocturne; amaigrissement considérable. L'inoculation au cobaye des urines de chaque rein fut positive. Cependant le rein droit n'était pas perceptible cliniquement, alors qu'à gauche on sentait une tumeur déjà volumineuse. La malade ne voulut pas d'abord se faire opérer. Un phlegmon périnéphrétique étant apparu, l'intervention fut pratiquée fin juin 1907.

L'opération fut laborieuse, en raison des adhérences. On enleva par la voie sous-capsulaire un rein énorme mesurant près de 20 centimètres de long.

La malade supporta bien l'opération. Mais la plaie mit plusieurs mois à se cicatriser. Depuis lors, cette femme avait engraissé de 17 kilogr. Elle se portait très bien. Les urines, qui étaient restées louches pendant longtemps, sont devenues limpides. Toujours un peu d'albumine.

Depuis quelques mois cependant, la cystalgie a réapparu. Les urines se sont troublées à nouveau. On peut craindre que la tuberculose ne fasse des progrès dans le rein restant.

Observation XI

(Hôpital).

Néphrectomie. — État satisfaisant un an et demi après.

Claude T.., 10 ans, cultivateur, est conduit à l'hôpital, le 26 mai 1910, pour phénomènes de cystite et de la pollakiurie. Son père est mort à 55 ans et sa mère à 66 ans d'affection pulmonaire. Il a trois frères et une sœur en bonne santé.

L'affection actuelle a débuté, il y a environ deux ans, par des douleurs lombaires. La pollakiurie ne tarda pas à apparaître; puis les urines deviennent troubles, les mictions douloureuses. Enfin, à cinq ou six reprises, T... eut de petites hématuries terminales.

Actuellement, les urines sont uniformément troubles. Les reins ne sont pas perceptibles, sauf peut-être le pôle inférieur du rein droit. La prostate est saine. Au niveau de la tête de l'épididyme gauche, il existe un noyau dur, bosselé, du volume d'une noisette. L'inoculation des urines totales donne un résultat très positif. L'état trouble de la vessie, la présence de muco-pus adhérent empêchent de pratiquer le cathétérisme des uretères. On se contenta d'une séparation des urines, avec le dyaliseur de Luys, qui donna des urines très purulentes à droite, un peu troubles à gauche. On inocule des cobayes avec ces urines. C. T... quitte l'hôpital le 13 juillet.

Le 4 novembre, le malade était toujours dans le même état. Il revint à l'hôpital.

On ne perçoit toujours pas le rein gauche, mais le droit est mieux senti; le pôle inférieur est lisse, régulier.

Le cobaye inoculé avec les urines de gauche, en juillet, a présenté des résultats positifs.

Le 28 novembre 1910, néphrectomie droite. Le rein enlevé renferme des lésions typiques de bacillose.

Le 23 janvier 1911, le malade quitte l'hôpital. Les urines sont très claires, mais XOH accuse un léger nuage.

Actuellement (4 mars 1912), C. T... n'a pas repris ses occupations.

Mais il trouve que ses forces reviennent progressivement. Il souffre parfois un peu du côté opéré, mais jamais du côté non opéré. Les urines renferment de temps en temps un peu de pus.

(Rosmet).

État général assez peu satisfaisant. — Néphrectomie — Amélioration. — Mort un an après de grippe.

V. G..., 20 ans, cultivateur, sans antécédents héréditaires ou personnels, a commencé à maigrir depuis un an et à se plaindre de douleurs dans la région lombaire droite. Il urinait alors fréquemment et abondamment. Ses urines étaient troubles. Le régime lacté, la térébenthine, l'helmitol améliorèrent cet état.

Depuis un mois environ les mictions sont devenues beaucoup plus fréquentes et les urines de plus en plus troubles.

Lorsqu'il entre à l'hôpital, le 24 janvier 1910, G... urine encore tous les quarts d'heure ou toutes les 20 minutes.

La palpation du rein droit éveille une défense musculaire très vive ; malgré cela, on arrive à sentir le pôle inférieur du rein qui est gros, mais pas très douloureux. Du côté gauche, le rein n'est pas perceptible. La capacité vésicale est de 30 grammes. Rien aux testicules ni à la prostate. Pas d'autres localisations viscérales. Un peu de rudesse de la respiration au sommet droit.

Le 4 février, cystoscopie sans anesthésie. La vessie ne présente pas d'ulcération, mais elle est trop sale pour qu'on puisse apercevoir les orifices urétéraux qu'on recherche vainement pendant longtemps. Le 11 février 1910, on endort à nouveau le malade; on met à nu le rein droit qui est violacé, peu augmenté de volume. L'uretère apparaît gros, très induré, perdu dans une gangue épaisse dont il est difficile de le séparer. On l'incise à 5 ou 6 centimètres au-dessous du rein. Les urines qui s'en écoulent sont très sales. Elles sont conduites au dehors par une sonde introduite dans l'uretère et qu'on laisse en place deux jours. Le bout inférieur de l'uretère est oblitéré par une grosse bougie dont l'extrémité plonge jusque dans la vessie et qu'on laisse en place le même temps. Les urines vésicales représentent donc la sécrétion du rein gauche. Elles sont abondantes, 800 grammes en 24 heures, mais restent sales malgré des lavages réitérés de la vessie. Leur inoculation au cobaye donne un résultat positif. Le malade, grâce à cette fistule lombaire, souffre beaucoup moins de sa vessie. Les urines vésicales sont beaucoup moins sales. Il quitte l'hôpital le 2 mai pour continuer chez lui un traitement médical.

Il revient le 22 septembre, ni amélioré ni aggravé, mais demande à être débarrassé de sa fistule urétérale. Une séparation d'urines montre que toute l'urine du côté droit s'écoule par la fistule. Le rein gauche fonctionne activement. Le 28 novembre, on pratique une néphrectomie droite au cours de laquelle on constate que la plaie urétérale est restée largement ouverte.

Le malade guérit rapidement, sans accident post-opératoire, et rentre chez lui le 25 décembre 1910.

Il est mort un an après la néphrectomie, en quatre ou cinq jours, d'une grippe (??), nous ont écrit ses parents. Jusque-là, paraît-il, il s'était très bien porté.

OBSERVATION XIII

(Rochet).

Néphrectomie. — Bon état général. — La malade paraît guérie.

Mme C. M..., 38 ans, cultivatrice, sans antécédents héréditaires ou personnels, a commencé à souffrir, en 1905, de douleurs lombaires droites. Elles étaient sourdes et n'ont jamais revêtu l'intensité des coliques néphrétiques. Elles cessaient par le repos. Après une durée de quelques jours, elles disparaissaient pour revenir deux ou trois mois plus tard. En même temps, les mictions devinrent un peu plus fréquentes (six ou sept par jour, aucune la nuit). La malade n'a remarqué dans ses urines ni sang, ni calcul, ni poussière lithiasique.

En décembre 1907, les douleurs devinrent un peu plus aiguës. En janvier 1908, elles prirent le caractère de coliques néphrétiques en même temps que des douleurs apparurent du côté gauche. Les crises douloureuses du côté droit duraient deux ou trois heures. Elles s'accompagnaient d'irradiations du côté de l'uretère.

A la date du 23 mars 1908, on trouve la région rénale droite peu douloureuse à la pression. Le rein est gros; à gauche, aucune douleur, le rein n'est pas perçu.

Les uretères ne sont ni douloureux ni perceptibles par le palper abdominal. Le segment inférieur de l'uretère droit apparaît au toucher vaginal comme un gros cordon douloureux et induré. L'uretère gauche est sensible à la pression à travers le cul-de-sac vaginal, mais il n'est pas augmenté de volume. La capacité vésicale est de 350 cc.

A l'examen cystoscopique, l'uretère droit se dessine comme une longue bande rougeâtre qui tranche sur la coloration des tissus avoisinants. L'urine est trouble. L'uretère gauche est difficile à cathétériser. L'urine en sort claire. L'inoculation est positive des deux côtés, surtout à droite.

Le 17 avril, néphrectomie lombaire ; une périnéphrite intense rend la décortication du rein assez pénible. Le rein est bosselé et présente plusieurs foyers de tuberculose. Le bassinet et l'uretère sont épaissis. Après l'ablation du rein, la plaie se cicatrise rapidement. La malade présente, le 21 avril, une phlébite gauche et, le 10 mai, une phlébite droite.

Le 22 mai, on constate que la cavité de la néphrectomie est remplie de fongosités tuberculeuses. On l'ouvre largement. On la débarrasse de ses fongosités et on la remplit de gaze iodoformée.

La cicatrisation suit alors son cours normal et la malade paraît en excellent état. Elle a engraissé. Les urines sont claires. Pas de cystalgie. Elle paraît guérie.

OBSERVATION XIV

(Pexel, *Lyon médical*.)

**Un rein très atteint. — Le deuxième touché très probablement. —
Néphrectomie. — Bons résultats; pas de nouvelles du malade.**

Le début de l'affection, qui remontait à dix-huit mois, a été mar-
qué par des phénomènes vésicaux très accentués. Lors d'un premier
séjour à l'Hôpital Saint-Joseph, il y a un an, l'état était le suivant :

Mictions. — Le jour, au moins toutes les dix minutes. La nuit, de
huit à dix fois, au point d'empêcher tout repos.

Urines. — Modérément troubles renfermant un disque moyen
d'albumine.

Rein droit. — Un peu augmenté de volume.

Rein gauche. — Énorme, présentant deux bosselures séparées par
un sillon.

Vessie. — Capacité : 60 grammes.

Cystoscopie et cathétérisme urétéral. — La vessie est, dans toute son
étendue, recouverte de débris purulents, nettement prédominants à
gauche. L'orifice urétéral droit est à peu près normal. Le cathétérisme de ce côté donne de l'urine jaune dont le culot renferme quelques hématies et des leucocytes. Une inoculation faite avec cette
urine droite est positive. A gauche, l'orifice urétéral est représenté
par une petite dépression dans laquelle on ne peut faire pénétrer la
sonde urétérale.

On est ainsi amené à porter le diagnostic probable de tuberculose
rénale bilatérale. Dans ces conditions, M. Ralin ne propose pas
d'abord l'opération, et ce n'est que plus tard que l'on se décide à
intervenir.

L'analyse clinique de l'urine totale et des urines d'une séparation
pratiquée quelques jours avant l'intervention a donné les résultats
suivants :

	Urée.	Chlorure.	Phosphate.
Urine totale......	15,10 par litre	7,20 par litre	3 gr. par litre.
Urine droite......	15,67 »	7 »	3
Urine gauche	0,51 »	»	»

La lésion rénale est vraisemblablement bilatérale. L'intervention a été pratiquée pour les raisons suivantes :

D'abord le rein gauche est énorme et son autopsie a justifié les prévisions formulées sur son état. L'organe est totalement détruit et remplacé par d'énormes cavernes remplies de pus épais. Il n'y avait donc rien à perdre à pratiquer l'ablation. D'autre part, la bilatéralité des lésions bien que probable n'était pas absolument démontrée. En effet, au moment du cathétérisme urétéral, la muqueuse vésicale n'avait pu être complètement nettoyée et, comme la quantité d'urine recueillie par le cathétérisme du rein supposé sain est faible, on peut espérer que les globules blancs et les bacilles qu'elle contenait provenaient de la garniture vésicale. Enfin les troubles vésicaux justifiaient toute tentative ayant pour but le soulagement du malade.

Première catégorie. — Troisième sous-classe.

OBSERVATION XV (résumée).

(BŒCKEL).

État général mauvais. — Néphrostomie puis néphrectomie. — Amélioration très notable et persistante. — Le malade a été suivi pendant six ans.

Édouard B..., 45 ans, instituteur, après avoir été examiné à la consultation des voies urinaires est admis à l'hôpital le 28 novembre 1906, salle 4, lit 9. Pas d'antécédents héréditaires.

Antécédents personnels. — Quelques abcès froids, à 18 ans (partie externe du pied gauche). A 40 ans, plusieurs accès de goutte (partie postérieure du gros orteil), sans complication. Marié, trois enfants. Aucune affection vénérienne.

L'affection actuelle date de trois ans. Fin août 1903, le malade s'était très fatigué à la moisson, il accusa de violentes douleurs dans la région lombaire. Le lendemain, deux hématuries totales assez considérables dans la journée. Septembre 1903, symptômes de cystite. Décembre 1903, coliques néphrétiques sans calcul dans les urines, sans dépôt rouge. Ces coliques se répètent plusieurs fois par mois, jusqu'en mars 1906, avec hématuries.

En juin 1906, dépôt très abondant dans les urines. Mictions fréquentes et douloureuses. En septembre 1906, premier séjour à l'hôpital pour cystite : capacité vésicale : 30 grammes.

Examen cystoscopique. — Inflammation de la vessie, pas d'ulcération, ni de granulation. Légère hypertrophie de la prostate. Rien à l'examen du rein.

Séjour de 10 jours à l'hôpital (instillations à NO³Ag à 2 p. 100) que le malade continua en rentrant chez lui.

Le 28 novembre 1906, aucune amélioration. Violente douleur dans la région lombaire droite, à la miction.

État actuel. — Amaigrissement considérable depuis quelques mois, perte de forces et d'appétit. Poids : 60 kilos.

Vessie. — Mictions fréquentes : toutes les deux heures pendant le jour, tous les quarts d'heures pendant la nuit; très douloureuses, pas d'hématuries. Urines purulentes, mais plus troubles à certains moments qu'à d'autres. Capacité vésicale : 40 grammes. Examen cystoscopique impossible.

A la palpation bimanuelle, rein droit abaissé augmenté de volume. A gauche, rien de particulier.

2 décembre : Analyse chimique des urines de 24 heures.

```
Quantité.......................... ............ 1.830
Densité à 15°........................... 1,007
```

Couleur n° 2 de l'échelle Vogel.
Réaction faiblement acide. Dépôt blanc abondant.

Examen microscopique. — Nombreux globules de pus.

	par litre	par 24 heures
Urée...................	6,65	12,17
Acide urique...........	0,69	1,26
Chlorures..............	2,60	4,75
Phosphates............	0,61	1,12
Glucose...............	0,00	0,00
Albumine.............	0,70	1,28

Appareil respiratoire. — Rien à signaler.

État nerveux. — Très impressionnable.

Épreuve du bleu de méthylène. L'élimination ne commence que deux heures après l'injection et se fait très mal.

Inoculation des urines au cobaye : Positive après trois semaines. Le malade se cachectise.

M. le professeur André pratique une néphrostomie le 8 décembre à droite. On ouvre deux poches purulentes au pôle supérieur et inférieur par une incision sur le bord convexe du rein.

Le 3 janvier 1907, on fait une néphrectomie secondaire. Le rein enlevé est transformé en une série de cavernes et couvert de tubercules récents. Plus de parenchyme sain.

Le malade quitte l'hôpital le 5 avril 1907. État général bon. Il souffre de la vessie. Urines encore troubles.

Le malade s'est remis très lentement.

En septembre 1910, trois ans après l'opération, vessie très améliorée ; capacité 130 grammes. Urines claires. Examen cystoscopique non pratiqué.

Rien aux poumons.

État du rein restant. — Rein gauche non douloureux, non perceptible à la palpation. En octobre 1910, au niveau de la cicatrice, abcès qui s'ouvre spontanément et se fistulise. L'état général décline rapidement. Soigné en février 1911 à Nancy pour sa fistule, il entre en mars 1911 à l'hôpital. Fistule suppurée. Vessie bon état.

Analyse chimique des urines. — Quantité 900. Densité à 15° = 1.023. Couleur n° 4 (échelle Vogel). Réaction acide.

Urée..................	28,55 par litre	25,69 par 24 heures
Chlorures............	5,00 »	4,50 »
Phosphate	5,35 »	2,11 »
Albumine............	0,00 »	0,00 »
Glucose.............	0,00 »	0,00 »

Sédiments : Urates en abondance.

Examen histologique. — Pas de pus, pas de cylindres, pas d'hématuries. Inoculation au cobaye : positive.

La fistule est traitée à la pâte bismuthée.

En avril 1911, B... revient à l'hôpital pour douleur dans la région lombaire gauche.

La fistule donne toujours. Mais l'examen radioscopique montre un point de départ vertébral. On pratique trois ponctions. Les deux premières suivies d'injections d'éther iodoformé; la troisième, d'huile goménolée à 10 p. 100.

Rentré chez lui quelques jours après.

L'opéré revient dans la suite plusieurs fois à l'hôpital. L'urine inoculée en octobre 1911 tuberculise le cobaye. En janvier 1912, amélioration des fistules. État général assez bon en mai 1912.

OBSERVATION XVI

[BŒCKEL].

État général très mauvais. — Néphrectomie. — Amélioration post-opératoire très considérable et qui persistait neuf mois plus tard. — Plus de nouvelles depuis.

Auguste M..., 43 ans, cultivateur, entre dans le service le 1ᵉʳ septembre 1910.

Pas d'antécédents tuberculeux. Pas de blennorrhagies. Rhumatisme articulaire aigu à 21 ans, sans récidive.

Maladie actuelle. — Elle aurait débuté, il y a sept ans, par des symptômes de cystite. Miction toutes les deux heures. Douleurs en urinant. Pyurie. Il y a un an, quelques hématuries peu abondantes. À ce moment-là, cystite très intense. Urines troubles, contenant des lambeaux de muqueuse, très fétides. S'est plaint du rein droit pour la première fois en janvier dernier. Douleurs peu vives, mais fréquentes.

État actuel. — Vessie : cystite très intense, miction toutes les dix minutes. Urines purulentes.

État général. — Mauvais, amaigrissement considérable, faiblesse extrême, a cessé tout travail.

Reins. — Palpation de la région lombaire droite : présence d'une tumeur volumineuse, peu mobile, douloureuse. La cystoscopie est impossible en raison de l'intolérance vésicale. La vessie se contracte énergiquement dès que l'on injecte quelques grammes de liquide.

Analyse chimique des urines de 24 heures.

Quantité 1.900. Densité à 15° = 1.011.
Couleur n° 3 échelle de Vogel.
Réaction acide.
Dépôt de pus en abondance

Urée.................	13,47 par litre	25,59 par 24 heures	
Chlorures	4,50	»	8,55	»
Phosphates	0,70	»	1,33	»
Glucose	0,00	»	0,00	»

Albumine : présence non dosée.

Épreuve du bleu satisfaisante.

On pratique la néphrectomie lombaire sous-capsulaire droite le 8 septembre 1910. Le malade se lève quinze jours après. Il repart chez lui le 18 octobre. État général bon.

Suites éloignées. — Sept mois après l'opération, on revoit le malade.

Vessie très améliorée. Nombre de mictions : toutes les demi-heures, plus douloureuses.

Urines moins troubles.

Capacité vésicale : 120 grammes.

Quantité d'urine par 24 heures : 2 litres 1/2.

Poids : 74 kilos.

Traitement suivi depuis l'opération : Injection d'huile goménolée intra-vésicale.

État du rein restant. — Pas de douleurs. Rein un peu gros.

Analyse des urines. — Quantité : 2 lit. 500. Densité à 15° = 1.014. Couleur jaune foncé. — Dépôt assez abondant. Réaction acide.

Urée.................	8,42 par litre	21,05 par 24 heures	
Chlorures	6,95	»	17,40	»
Phosphates...........	1,25	»	3,125	»
Glucose..............	0,00	»	0,0	»
Albumine	0,20	»		

Examen histologique. — Culot volumineux formé de mononucléaires avec cellules pavimenteuses. Pas d'hématies, pas de cylindres. Inoculation positive au cobaye. Plus de nouvelles de l'opéré.

OBSERVATION XVII

(Rochet).

État général mauvais. — Lésions pulmonaires. Mort deux ans après la néphrectomie.

S..., 35 ans, journalier, entre à l'Antiquaille, le 24 octobre 1908, pour hématuries. Père, 72 ans, bonne santé. Mère morte à 50 ans d'affection pulmonaire ayant duré quatre à cinq mois. Il a eu six frères ou sœurs, l'un mort en bas âge, tous les autres en bonne santé.

Personnellement, il s'enrhume facilement les hivers. Il a eu quelques ganglions cervicaux non suppurés. Léger éthylisme. Il a commencé à souffrir en urinant à vingt-cinq ans. Les mictions devinrent fréquentes et les urines troubles. Les douleurs apparurent à la fin de la miction. Plus tard, les hématuries devinrent totales, influencées ni par le repos, ni par la fatigue. Traité à l'hôpital d'Avignon par des lavages à l'NO³Ag, il conserva simplement quelques douleurs, mais l'hématurie et la pyurie disparurent.

En janvier 1908, après un répit de dix ans, les douleurs recommencèrent et s'accompagnèrent d'un tableau clinique identique au premier. Douleur, pyurie et, deux ou trois mois après, hématurie. De plus, le malade commença à ressentir des douleurs dans la région lombaire, du côté droit, en même temps que son état général périclitait. Ces douleurs n'étaient pas très vives, elles revenaient à intervalles irréguliers.

A l'entrée de S... à l'hôpital, la douleur lombaire siégeait toujours du côté droit. La palpation montrait un rein assez volumineux et douloureux, alors qu'il n'était pas perceptible à gauche. La vessie, d'une capacité de 130 cc., renfermait des urines troubles, sans odeur, hématiques. Le malade urinait en 24 heures près de 2 litres. Dix mictions par jour, trois ou quatre la nuit. Elles étaient douloureuses, surtout à la fin.

Rien du côté du testicule ni de la prostate. L'état général était mauvais. On notait de la toux avec de la matité et de l'obscurité

respiratoire aux deux sommets, surtout à droite. Rien au cœur, pas
de troubles digestifs, malgré un amaigrissement considérable.

A la cystoscopie on voyait une vessi recouverte de débris purulents, saignant facilement. Le cathéte: ie du rein gauche donnait
de l'urine peu claire avec pus et albumine. Les urines du rein droit
étaient louches et peu abondantes.

La première avait une teneur insuffisante en urée, chlorure, phos-
phate ; la dernière était pauvre en ces éléments.

L'inoculation de l'urine gauche fut positive de même que celle de
l'urine totale.

Le 22 janvier 1909, le rein droit est enlevé, très adhérent surtout
au pôle supérieur, il est environné d'une périnéphrite lipomateuse
très accentuée formant presque à elle seule le volume de la masse
perçue à la palpation. Quelques foyers crétacés existent en certains
points. Le rein est transformé dans l'un des pôles en une coque contenant une matière pâteuse et blanchâtre analogue à du mastic de
vitrier. L'opéré fut très long à se rétablir. Il eut même une inoculation tuberculeuse totale de la loge opératoire qui nécessita la réou-
verture du foyer au bout de trois semaines.

Pendant longtemps le malade n'émit que 700 grammes d'urines
foncées avec de l'albumine. Au bout de quelques mois, elle s'élevait à
1.600 grammes.

Rentré chez lui le 14 mai 1909, S... souffre du côté gauche ; il a des
urines sales et maigrit. Il succombe deux ans environ après la
néphrectomie, sans qu'il ne se soit jamais rétabli. Les accidents dus
a la destruction progressive du rein resté en place n'ont fait que
s'aggraver depuis l'opération.

Observation XVIII

(Rocher).

État général mauvais. — Bacillose de la prostate. — Néphrectomie. — Légère amélioration. — Mort de tuberculose pulmonaire 11 mois plus tard.

E. F..., 34 ans, jardinier, entre à l'hôpital le 21 janvier 1911. Son père et sa mère sont vivants. Une de ses sœurs est morte en bas-âge, une autre a succombé à 23 ans probablement de bacillose.

A 14 ans, il aurait eu de la pollakiurie, de la pyurie, des hématuries et des doulours lombaires pendant plus de deux mois. Un traitement médical fit cesser le tout au bout de 8 à 9 mois. Il y a deux ans, à nouveau, pyurie, hématuries, pollakiurie. Le malade en arrive bien vite à évacuer constamment de petites quantités « d'urine pourrie ». Il maigrit. A son entrée, on ne perçoit pas les reins. La palpation profonde n'est pas douloureuse, mais une vive défense de la paroi musculaire gène l'examen.

La prostate est irrégulière, granuleuse à droite, indurée à gauche. Les épididymes sont gros, bosselés. Les testicules sont normaux. La vessie, petite, est intolérante. On ne peut, ni la laver, ni la cystoscoper même sans anesthésie. Les urines sont très troubles et non sanglantes. Elles contiennent beaucoup d'albumine. Le 24 février 1911, le rein gauche étant apparu gros, on fait à son niveau une néphrostomie et l'on ouvre de gros abcès reinaux. L'urine du rein droit qui s'écoule par la vessie est assez claire. La teneur en urée et chlorure est satisfaisante. Aussi le 7 avril enlève-t-on le rein gauche. Le malade part le 7 juin en bon état bien que l'inoculation de l'urine droite ait tuberculisé le cobaye. Il revient le 12 septembre, porteur d'une fistule à la partie supérieure de l'incision lombaire et atteint d'un gros abcès de la marge de l'anus. L'état général s'est aggravé. Les urines sales contiennent de l'albumine.

En janvier 1912, des céphalées, des vomissements, des nausées font craindre une méningite. Une ponction lombaire, le 10 janvier, ramène un liquide clair, sans hypertension. Le sujet continue à décliner et meurt le 6 février 1912.

Autopsie : Tuberculose pulmonaire surtout à droite.

Première catégorie. — Conclusion.

Il résulte des observations précédentes que sur les dix-huit malades atteints de lésions bilatérales avec un rein très touché, l'autre fonctionnellement très suffisant, nous pouvons établir la statistique suivante :

Deux malades sont morts après l'intervention chirurgicale. L'un d'eux, qui ne présentait plus de symptômes urinaires, aurait même succombé à une affection intercurrente autre que l'insuffisance rénale.

Un cas de mort, huit mois après la néphrectomie, trois morts deux ans et demi plus tard après une survie dans de bonnes conditions.

Trois malades n'ont pu être examinés que pendant la première année qui a suivi l'opération. Deux d'entre eux présentaient un bon état général et un fonctionnement du rein laissé en place suffisant pour escompter une survie très longue. Le troisième, qui commençait à péricliter, n'a pas dû vivre très longtemps.

Deux ans après la néphrectomie, huit malades demeurent très améliorés. L'un d'eux semble même apparemment guéri. Les cas de mort signalés par nous sont dus, soit à des phénomènes d'urémie post-opératoire, résultant d'une insuffisance rénale, soit aussi à une généralisation bacillaire chez des individus à état général mauvais et qui présentaient des lésions de tuberculose pulmonaire ou génitale lorsque l'opération fut tentée.

Si nous établissons maintenant notre statistique en groupant les malades dans les trois sous-classes que nous avons précédemment indiquées, nous obtenons les résultats comparatifs suivants :

	1ᵉʳ sous-classe.	2ᵉ sous-classe.	3ᵉ sous-classe.
Nombre d'observations....................	6	8	4
Bon état général après deux ans et au delà..	4	3	1
Bon état général après un an	»	2	1
Mort après deux ans......................	1	2	1
Mort après un an.........................	1	1	1

Dans les deux premières séries, les résultats sont satisfaisants et encourageants. La troisième série qui, du reste, comprend les malades à état général mauvais, ne nous donne que des résultats médiocres.

Deuxième catégorie.

OBSERVATION I

(Thèse de LANDRET).

Pas d'intervention. — Traitement médical. — Mort au bout d'un an.

Mˡˡᵉ A. G..., 35 ans, commerçante, entre dans le service du professeur Albarran pour pyurie et douleur du rein droit le 12 novembre 1906.

Antécédents héréditaires. — Néant.

Histoire de la maladie. — Soignée pour coliques néphrétiques en 1903. Les crises paraissaient tous les huit à dix jours consistant en douleurs localisées à la région lombaire droite. Ni sable ni gravier rendu à la suite de ces crises, ni même d'émission de quantité d'urine abondante. Jamais d'hématuries. Depuis un an, pollakiurie et urines troubles avec dépôt purulent. La malade souffre toujours du rein droit. Capacité vésicale, 100 grammes. Quantité d'urine en vingt-quatre heure, 1 litre et demi.

Urines totales. — Examen chimique le 26 novembre. Quantité, 1.800. Aspect trouble, clair après repos. Dépôt blanc-jaunâtre dense abondant, couleur normale, odeur normale. Réaction très acide. Densité, 1.008.

Moulinas   8

	Par litre	Par 24 heures
Urée......................	7,70	13,84
Chlorures..................	3,70	6,65
Phosphates	0,80	1,41
Albumine	0,30	0,90
Glucose	Néant	Néant

Examen histo-bactériologique. — Leucocytes, cellules épithéliales. Bacilles de Koch.

Examen cystoscopique (sous chloroforme). — 10 décembre 1906 : évacuation de la vessie. Pus épais; après deux à trois seringues, le liquide devient clair. Garnissage de la vessie à 120 grammes de liquide. L'uretère gauche paraît sain, le droit est béant et rouge au pourtour de son orifice. Un jet de pus s'en échappe de temps en temps. Introduction d'une sonde nº 7 dans l'uretère droit. On recueille en 5 minutes 0,30 de pus. Puis l'urine purulente s'écoule goutte à goutte. Les urines du rein gauche sont recueillies dans la vessie.

Élimination provoquée.

	Rein droit	Rein gauche
Δ V..........	4,708	2,772
Urée..................	38,5	27,00
Sucre.................	20,9	59,00
Albumine..............	1,50	3,00
Quantité..............	82 cc.	24 cc.

L'élimination provoquée n'ayant pas donné de bons résultats, le cathétérisme est recommencé le 21 décembre (sous chloroforme).

Résultats. — Examen microscopique.

Rein droit.	Rein gauche
Quelques hématies.	Nombreux leucocytes.
Très nombreux leucocytes.	Nombreuses cellules épithéliales plates et
Quelques cellules épithéliales plates.	fusiformes.
Pas de microbes, pas de bacilles de Koch.	Quelques cocci et bactéries.

	Rein droit	Rein gauche
Δ V..................	6,512	3,502
Urée V...............	41,00	26,2
Sucre V..............	42,00	32
Albumine	0,80	0,50
Quantité.............	133 cc.	34 cc.

Le deuxième résultat paraissant douteux, on fait, le 11 janvier, un troisième examen sous chloroforme.

	Rein droit par litre	Rein gauche par litre
Δ V.............	6,053	3,790
Urée V..........	6,3	53,7
Sucre V..........	15,6	20,7
Albumine.........	0,70	4
Quantité..........	197 cc.	28 cc.

Rein droit	Rein gauche
Quelques hématies.	Nombreux leucocytes.
Quelques cellules épithéliales plates.	Nombreuses cellules épithéliales plates et
Très nombreux leucocytes.	fusiformes.
Pas de microbes, ni bacilles de Koch.	Quelques cocci et bactéries.

Radiographie négative.

Le docteur Albarran repousse le traitement chirurgical. La malade est soumise au traitement médical : Arsenic, créosote, huile gaïacolée. Elle quitte l'hôpital et meurt au bout d'un an.

OBSERVATION II

(LANDRET).

Lésions bilatérales discrètes surtout d'un côté. — Bon état général. — Pas d'intervention. — Amélioration. — Survie.

P..., femme de 32 ans. Entrée le 13 septembre 1907 parce qu'elle a des envies d'uriner fréquentes et douloureuses.

Antécédents héréditaires. — Père mort à 71 ans, mère morte à 50 ans d'affection inconnue. Cinq frères ou sœurs dont deux morts en bas âge.

Antécédents personnels. — Rougeole dans l'enfance. Adénite cervicale suppurée. Réglée à 14 ans. Depuis, les règles sont régulières et douloureuses. A 16 ans, chlorose. Mariée à 24 ans. Mari vivant mais toussant souvent l'hiver et éthylique. Un enfant mort à 9 mois. Une fausse couche de 7 mois remontant à cinq ans.

Débuts de l'affection actuelle. — Il y a cinq ans environ, quelque temps après sa fausse couche, elle commença à avoir des envies fréquentes d'uriner, mais ces mictions étaient peu douloureuses. Peu à peu, elle souffrit davantage mais ne fit pas de sang. Les urines étaient troubles, d'odeur désagréable, dit-elle. Les mictions étaient peu abondantes mais se répétaient tous les quarts d'heure. Comme elle allait de plus en plus mal et avait des hématuries, que le régime lacté et les lavages vésicaux n'amélioraient pas son état, elle se décida à entrer à l'hôpital.

État actuel. — Assez bon état général. Température à 39°.

Reins. — La palpation rénale ne détermine pas de douleur, ne révèle pas de gros reins, mais la malade est très difficile à explorer en raison d'une contraction assez marquée de la paroi.

Toucher vaginal. — Ne révèle rien de particulier ni du côté du vagin, ni du côté du col.

Mictions. — Douze mictions la nuit, autant le jour.

Urines. — Sont très troubles, uniformément, même après le repos. Elles s'éclaircissent notablement après filtration. Disque d'albumine et d'urate. Quantité en 24 heures : 1.900 grammes.

Cystoscopie et cathétérisme urétéral. — Plancher recouvert d'une épaisse couche de muco-pus, mais il n'y a ni ulcération, ni tumeur. L'orifice urétéral est très dilaté, entouré d'une zone de congestion. Le cathétérisme donne une véritable éjaculation de pus. L'orifice urétéral gauche paraît normal. Le cathétérisme donne de l'urine trouble.

Inoculation au cobaye : Positive des deux côtés.

Décembre 1908 : Exeat.

La malade a été revue depuis à différentes reprises. Urines louches, pollakiurie, quelques douleurs dans la région lombaire droite. Bon état général.

Observation III (résumée).

(Mantoux).

Tuberculose du rein gauche. — Néphrectomie. — Guérison apparente pendant cinq ans. — Récidive. — Traitement médical. — Amélioration très considérable.

Homme de 29 ans. Néphrectomie en juillet 1901 pour tuberculose du rein gauche. Épididymectomie en 1903. État apparent de guérison jusqu'en 1908 (début de l'année).

A ce moment-là les mictions deviennent douloureuses, fréquentes, albumine, présence de pus et de bacilles de Koch dans les urines. Cet état se maintient stationnaire jusqu'en décembre.

C'est alors que pour la première fois on l'examine. Mictions toutes les vingt ou vingt-cinq minutes légèrement douloureuses. Quantité d'urine : 4 litres par vingt quatre heures avec 150 cc. de pus en moyenne.

Albumine : 0,50 à 0,60 par litre. Leucocythémie, présence de nombreux cocci. L'inoculation tuberculise le cobaye. Les éléments normaux de l'urine sont en proportion convenable. État général affaibli malgré le bon aspect du sujet. La température rectale dépasse souvent 38,6 le soir.

A la palpation : Rien ni perceptible, ni douloureux. Par contre, le professeur Hartmann trouva, par le toucher rectal, un nodule induré de la grosseur d'un demi-haricot, un peu douloureux à la pression, situé au point de croisement de l'uretère et de la vésicule séminale gauche.

Maintenu en état d'observation, sa température baisse légèrement et se maintient aux environs de 37,7 à 37,9. Sur les conseils des professeurs Hayem, Hartmann, Sahli et Lion, on institue le traitement par la tuberculine de Beraneck.

Tous les quatre jours, du 13 janvier au 30 avril, avec quelques interruptions ne dépassant jamais dix jours, on fait des injections. Début par une goutte de la solution à A/256, puis solution deux fois plus faible A/512. On répète toujours deux à trois fois la même dose et l'on n'augmente jamais la quantité de solution de plus d'une goutte à la fois. Les dernières doses injectées ne dépassèrent pas VII gouttes de A/512.

Effets du traitement : La température tombe à 37° le lendemain matin de la première injection. Bientôt elle se maintient entre 36,5 et 37,8. L'appétit se réveilla.

Le poids s'accrut de 3 kilos. Amélioration des troubles fonctionnels.

Les mictions s'espacent et cessent d'être pénibles. Au bout de cinq semaines, disparition de la nodosité qui siégeait au niveau de la vésicule séminale.

La défécation cesse d'être douloureuse.

La quantité des urines tombe de 4 à 3 litres, et le dépôt purulent diminue considérablement, 75 cc. à certains jours au lieu de 150.

L'aspect du sédiment microscopique reste le même. Présence assez fréquente d'hématies mélangées aux leucocytes.

Traitement médical associé à la cure tuberculinique : acide camphorique, urotropine, bleu de méthylène. Ce dernier médicament a pour objet de diminuer les douleurs, la fréquence des mictions et l'abondance du dépôt. De plus, la température, après son usage, baissait de 1 à 2 dixièmes de degré.

Le malade quitte Cannes fin avril.

Résumé. — Tuberculose du rein gauche. Néphrectomie. Guérison apparente pendant cinq ans. Récidive. Amélioration considérable par le traitement tuberculinique.

DEUXIÈME CATÉGORIE. — CONCLUSION.

Cette deuxième série d'observations correspond aux malades dont les deux reins paraissent peu lésés et qui, par suite, sont plutôt susceptibles d'un traitement médical.

En outre, l'une de ces observations se rapporte à un sujet néphrectomisé chez lequel le traitement médical a pour but de ralentir l'évolution bacillaire dans le rein laissé en place et notablement infecté par le processus tuberculeux. Les résultats paraissent encourageants. A la suite d'injections de tuberculine

de Beraneck, ce néphrectomisé a présenté une amélioration
considérable et persistante de son état général.

Pour les 2 cas sans intervention chirurgicale, nous obtenons
1 cas de mort après un an de traitement par la créosote, l'arsenic et l'huile gaïacolée.

1 cas d'amélioration persistante après un traitement hygiénique.

Troisième catégorie.

Observation I

(Rochet).

**Deux reins très touchés. — État général très mauvais. — Néphrectomie.
Mort après trois semaines.**

X..., âgé de 24 ans, fut atteint dès l'enfance d'un mal de Pott qui
fut soigné longtemps dans les hôpitaux et se termina par une gibbo-
sité assez accentuée. Depuis quelques mois, le malade a des urines
très sales et a commencé à présenter des troubles de cystite. Ces
troubles n'ont fait que s'aggraver dans ces derniers temps et sont
devenus maintenant tout à fait intenses. L'urine est constituée par
du pus presque pur.

La cystoscopie montre une vessie très sale, un orifice urétéral
droit extrêmement large d'où sort le pus en bavant. A gauche, l'orifice urétéral paraît malade aussi. La séparation donne des urines tout
à fait purulentes du côté droit, un peu louches du côté gauche.

Le rein ayant augmenté considérablement de volume à droite et
étant nettement pyonéphrotique, on se résout à la néphrectomie qui
fut pratiquée par la voie sous-capsulaire en 1901. Le malade a sur-
vécu trois semaines et est mort avec une diminution progressive de
la sécrétion urinaire, continuation de la fièvre, etc.

A l'autopsie, le rein laissé en place présentait plusieurs cavernes
assez petites, sans augmentation du volume général de l'organe.

OBSERVATION II

(ROCHET).

Lésions bilatérales avancées. — Néphrectomie. — Mort par anurie sept jours après l'intervention.

L. O..., 38 ans, vient à l'hôpital le 3 décembre 1906, se plaignant de douleurs lombaires.

Jusqu'alors bien portante, mariée et mère de deux enfants, elle fut prise l'année dernière de gastro-entérite. Depuis lors, elle digère mal. Un médecin, consulté il y a huit jours, constata que le rein droit était volumineux, un peu abaissé et nous envoya cette malade.

Cette femme semble d'abord peu gravement atteinte. Elle a conservé son embonpoint. Son rein droit abaissé, projeté en avant, est volumineux. Le gauche n'est pas perceptible. Les urines, un peu sales, contiennent un gros disque d'albumine. Pas de sang. La malade se lève trois ou quatre fois par nuit pour uriner; le jour, les mictions ont lieu toutes les deux heures.

L'examen cystoscopique montre une muqueuse recouverte d'un enduit purulent. Le rein gauche fournit une urine très rare, un peu moins trouble que l'urine totale. L'inoculation de cette urine gauche donne un résultat positif.

Le 21 janvier 1907, L. O... revient à l'hôpital accusant, outre les symptômes précédents, des douleurs très vives dans la région lombaire droite.

Le 1er février, le rein droit est enlevé par la voie lombaire. Il est nettement augmenté de volume vers son pôle inférieur. On sent dans son intérieur des points indurés à côté de points ramollis.

A la coupe, les calices sont très distendus, pleins de pus, surtout ceux du pôle inférieur. Les substances corticales et médullaires sont représentées par une mince bande de parenchyme.

La malade mourut d'anurie complète, sans aucune goutte d'urine depuis l'opération, le septième jour. L'autopsie montra un rein gauche beaucoup moins volumineux que le droit, mais bosselé. La substance corticale est réduite par places à une mince bande et le

rein a été transformé en un véritable foyer purulent à plusieurs
diverticules dont quelques-uns contiennent du caséum épais. Le
rein, qui semblait en voie d'atrophie scléreuse, était probablement
malade depuis beaucoup plus longtemps que celui qu'on avait
enlevé.

OBSERVATION III

(Hocquet).

**Deux reins très atteints. — Néphrectomie partielle. — Mort d'anurie
cinq jours après l'intervention.**

Charles M..., 36 ans, employé, a perdu son père d'hémoptysie à
l'âge de 60 ans et un frère à 36 ans de tuberculose pulmonaire. Il a
une fillette qui fut atteinte de pleurésie à l'âge de 3 ans. Personnellement il se porte bien, mais est éthylique.

La maladie actuelle date de six mois. Ce fut d'abord une douleur
vague, fugitive, peu tenace, au niveau du rein gauche. Puis il a
commencé à se lever la nuit une fois ou deux pour uriner et la pollakiurie s'est peu à peu accentuée. Depuis trois mois les urines sont
purulentes. M... a maigri de 11 kilogr. L'appétit a complètement
disparu.

A son entrée à l'hôpital (9 octobre 1910), on constate les lésions
suivantes : le rein gauche, perdu au milieu d'un empâtement général
de tout l'hypochondre, est cependant perceptible au niveau de son
pôle inférieur. Il est gros, non mobile; on ne sent pas le rein droit.

La prostate est petite, régulière, mais un peu dure à gauche et
douloureuse. Quelques craquements au sommet droit. Les urines
purulentes, sanglantes, renferment de l'albumine. La vessie est
tapissée d'une couche purulente qui empêche de voir les orifices
urétéraux et de faire une cystoscopie nette. On se rabat sur une
séparation au Cathelin qui fournit à gauche des urines sanglantes et
si purulentes qu'on dirait du pus presque pur. Les urines du rein
droit sont sanglantes et légèrement purulentes.

L'état du malade s'aggrave assez vite, tant au point de vue pulmonaire qu'au point de vue urinaire. La loge rénale gauche devient

douloureuse; dans ces conditions, on intervient le 7 décembre. On trouve un gros abcès autour du rein gauche. Le rein lui-même est très augmenté de volume. Une incision en fait sortir du pus grumeleux.

En raison des lésions bacillaires étendues qu'il présente, on l'enlève presque en totalité, il ne reste qu'un moignon adhérant au pédicule.

Le malade supporte mal l'intervention et succombe le 12 décembre avec de l'oligurie progressivement croissante et de l'urémie gastro-intestinale.

Observation IV

(Rocuet).

Lésions bilatérales avancées. — Opération palliative. — Ponctions. Traitement hygiénique. — Le malade, suivi pendant quatre ans allait bien.

P..., 38 ans, est soigné, depuis 1901, pour accidents de cystalgie et un peu de pyurie. Il les rattache à une ancienne blennorrhagie. Les reins n'étaient ni gros, ni douloureux à droite comme à gauche. Mais l'inoculation des urines montra qu'il s'agissait de tuberculose. Au reste, la prostate ne tarde pas à présenter des signes de tuberculose (hypertrophie de l'organe, avec bosselures multiples dont quelques-unes ramollies), qui nécessitèrent, en 1906, un nettoyage périnéal complet de la glande. Deux ans après l'opération, des symptômes rénaux objectifs apparurent du côté droit. Douleurs vésicales et pyurie devinrent plus vives.

Le rein droit était très volumineux. Le gauche non perceptible. Mais l'état général avec faiblesse extrême était très mauvais et contre-indiquait la néphrectomie. D'ailleurs, le malade souffrait de temps en temps aussi du rein gauche et la tuberculose bilatérale était probable.

La néphrectomie exposait à une fistule permanente cachectisante.

M. Jaboulay conseilla une ponction du rein avec un gros trocart pour évacuer le pus.

Le rein fut ponctionné trois fois. On sortit chaque fois bon verre de pus. Le malade devint apyrétique ; le pus des urines diminua totalement et P... put partir à la campagne.

Depuis 1908, l'état général s'est montré satisfaisant, bien que présentant encore pyurie et pollakiurie. P... va bien, s'alimente, et a un résultat opératoire très supérieur à une néphrectomie.

TROISIÈME CATÉGORIE. — CONCLUSION.

Les six dernières observations se rapportent aux malades placés dans les plus mauvaises conditions de pronostic post-opératoire.

L'état général est mauvais. Les deux reins sont très fortement infectés par le processus tuberculeux et même, si l'on n'intervient pas, ces malades sont voués à une mort certaine à brève échéance.

On conçoit qu'en pareil cas les résultats opératoires ne soient pas très brillants. La néphrectomie ou la simple ponction peuvent néanmoins être tentées ; mais la survie que l'on obtiendra sera toujours de courte durée.

Les résultats sont ici les suivants : 3 morts par anurie : 5 jours, 7 jours et 3 semaines après la néphrectomie.

La quatrième observation se rapporte au cas de ponctions rénales au trocart pratiquées dans de très mauvaises conditions. On constate une sédation de la douleur et une amélioration de l'état général qui persistaient encore quatre ans après l'intervention.

CONCLUSIONS

En résumé et pour conclure, quelles doivent être les limites de l'intervention chirurgicale en cas de tuberculose rénale bilatérale?

Question délicate et difficile à résoudre tellement sont nombreux les facteurs qui la constituent.

Il résulte de tout ce qui précède que nous pouvons poser en principe l'axiome suivant qui guidera la main de l'opérateur. « La néphrectomie est indiquée dans tous les cas où la valeur fonctionnelle du rein laissé en place est suffisante pour assurer l'élimination de l'urine ».

A ce point de vue les malades se présentent à nous dans deux conditions différentes :

1° Le cathétérisme urétéral a été pratiqué. S'il y a entre les deux côtés une grosse inégalité fonctionnelle avec présence de pus et de bacilles dans les urines séparées, la néphrectomie est indiquée parce que l'autre rein aura d'autant plus de facilité à cicatriser ses lésions qu'il sera débarrassé plus tôt du foyer générateur opposé.

Si des deux côtés le fonctionnement est médiocre, nous pensons que dans la majorité des cas il vaut encore mieux opérer. Les résultats sont manifestement beaucoup moins brillants, mais l'extirpation du rein le plus malade ne modifiant en aucune façon les fonctions d'excrétion, puisqu'il n'y a plus qu'une petite partie du rein adelphe qui travaille, supprime néanmoins un gros foyer de néphrotoxines.

2° Si le cathétérisme n'a pas été fait, nous nous trouvons privés de ce contrôle précieux qu'est la constatation du pus et des bacilles. Nous demanderons alors à la constante d'Ambard de nous indiquer la valeur des deux organes, ou à la radiographie de nous fixer sur le côté où se trouve le rein le plus atteint. Si la constante est bonne, on peut, sur cette donnée, enlever le rein le plus malade. L'autre rein, s'il est tuberculeux, est fonctionnellement suffisant pour entretenir l'existence.

Évidemment il y aurait un immense intérêt à dépister d'une façon extrêmement précoce les lésions de l'autre rein. Peut-être, parmi les cas où l'on voit après l'acte chirurgical la tuberculose évoluer sur l'organe adelphe, y en a-t-il où cette tuberculose au début n'a pu être reconnue. Nos moyens actuels de diagnostic (recherche du pus, des bacilles, diminution de la valeur fonctionnelle) ne nous renseignent que lorsque les nodules tuberculeux sont déjà en communication avec les voies d'excrétion.

Peut-être, avec le procédé plus compliqué de la réaction de l'antigène dans l'urine pourra-t-on arriver à faire des diagnostics précoces. Mais en somme, pratiquement, nous pouvons dire qu'au moment où nous diagnostiquons une tuberculose bilatérale, celle-ci est généralement assez avancée. Nous dirons même que les cas de lésions bilatérales sont beaucoup plus fréquents qu'on ne le disait jusqu'ici, et cela est fort compréhensible, puisque l'infection des reins peut se faire par la voie sanguine et qu'il n'y a pas de raison pour que, dans ces conditions, un rein reste toujours indemne alors que l'autre est infecté.

En mettant à part les cas tout particuliers où la néphrectomie est subie et non voulue, à la suite, par exemple, d'hémorragie ou d'arrachement du pédicule au cours d'une néphrostomie, et les cas où la néphrectomie est pratiquée sans que l'on connaisse la bilatéralité des lésions au moment de l'opération, le chirurgien peut être amené à se poser la question de l'intervention sanglante pour trois sortes de malades qui correspondent aux trois séries d'observations signalées dans les pages précédentes.

1° L'un des reins est très atteint, le rein adelphe l'est beaucoup moins.

2° Les deux reins sont également peu lésés.

3° Les deux reins sont très fortement touchés par le processus tuberculeux avec à peine une faible portion du parenchyme capable d'assurer la fonction d'excrétion.

Si l'on est en droit de supposer que l'un des reins est transformé en une masse caséeuse, tandis que l'autre n'est atteint que de lésions au début, il y aura lieu de pratiquer la néphrectomie et d'enlever par ce moyen le rein le plus lésé qui constitue un foyer d'infection pour l'organisme.

L'intervention sanglante, même avec état général assez peu satisfaisant, a donné des résultats très appréciables et constitue le traitement de choix dans ces cas cliniques qui sont d'ailleurs les plus nombreux.

Néanmoins, il ne faudrait pas croire que les malades ainsi néphrectomisés puissent être considérés comme définitivement guéris. Loin de là, car sur nos dix-huit observations cliniques nous avons vu que six sujets sont morts, entre six mois et deux ans et demi après l'intervention, d'urémie ou de généralisation bacillaire et que les autres ont conservé du pus dans leurs urines. Mais, fait très important, la recherche du bacille de Koch est devenue rapidement négative même lorsqu'elle a été faite par les moyens les plus sensibles. En dehors de la pyurie constante, les autres symptômes ont été notablement améliorés et l'on peut dire que la néphrectomie est précieuse et susceptible de donner, dans les cas de lésions bilatérales, avec état fonctionnel d'un rein très satisfaisant, des résultats très bons et durables sans que pour cela nous puissions en aucune manière parler de guérison définitive et absolue.

Si, au contraire, les lésions de deux reins paraissent contemporaines et semblent avoir des deux côtés le même développement peu avancé, il ne semble pas qu'il y ait lieu de faire appel au chirurgien. Mais en revanche on mettra immédiatement en œuvre le traitement hygiénique et médicamenteux et les résultats que l'on peut obtenir sont excellents et très encourageants.

Du reste, en pareille occurrence, la néphrectomie ne remplirait plus son rôle.

Nous avons indiqué, en effet, que son but était de débarrasser l'organisme d'un gros foyer néphrotoxique; or, l'ablation d'un rein légèrement atteint enlèverait du parenchyme utile et ne ferait pas disparaître les lésions essentielles de la bacillose. Toutefois le traitement médical de la néphrobacillose ne doit pas être opposé au traitement chirurgical comme devant le remplacer dans tous les cas. L'un et l'autre ils doivent se prêter un mutuel appui et nous avons donné un exemple de néphrectomie pour tuberculose bilatérale qui, après l'intervention, s'est fort bien trouvée d'un traitement spécifique.

Enfin, il est une troisième catégorie de malades qui semblent être encore susceptibles du traitement chirurgical. Ce sont les sujets chez lesquels il n'y a plus qu'une faible portion du parenchyme qui reste capable d'assurer l'élimination urinaire.

Certains chirurgiens, en pareilles circonstances, hésitent à intervenir non seulement parce que les deux reins sont fortement intéressés mais aussi parce que l'état général est peu favorable à un résultat post-opératoire satisfaisant.

Il n'y a pas très longtemps encore, un cas de cette nature contre-indiquait toute opération et les cliniciens se voyaient impuissants. Mais si nous considérons les résultats fort peu brillants que donne le traitement médical chez ces malades; si, d'autre part, nous remarquons que ces sujets sont condamnés à mourir à brève échéance, il nous semble qu'en pareilles circonstances la néphrectomie puisse encore être tentée.

L'ablation d'une masse caséeuse qui, depuis longtemps, ne contribue plus à assurer l'élimination des excreta, mais empoisonne au contraire tout l'organisme, ne modifiera en rien la fonction d'élimination, mais pourra provoquer chez l'opéré une sédation passagère des symptômes, un relèvement de l'état général et lui permettre de mourir plus doucement.

Les résultats de nos observations sont fort peu encourageants. Les trois malades néphrectomisés sont morts d'anurie au bout d'un temps très court. Mais il est possible qu'avec des lésions moins généralisées dans les autres organes l'on puisse escompter quelques résultats.

En définitive, la néphrectomie est le traitement de choix de la tuberculose rénale bilatérale. Les perfectionnements de l'exploration fonctionnelle des reins permettent de la pratiquer avec une sécurité telle que nulle opération, sauf la néphrostomie, n'est d'une bénignité aussi grande.

Les statistiques opératoires, les améliorations à longue échéance ont peu à peu imposé cette idée qu'il n'y a qu'à enlever tout rein tuberculeux lorsque cette ablation est possible. Il n'y a, au point de vue thérapeutique, qu'à distinguer les cas opérables et ceux qui ne le sont pas.

Ce n'est pas un des moindres mérites d'Albarran d'avoir, par ses statistiques, ses publications et ses mémoires, fait adopter cette ligne de conduite. C'est là, certes, une des belles conquêtes de la chirurgie urinaire.

BIBLIOGRAPHIE

ALBARRAN. — Les injections de la lymphe de Koch dans la tuberculose urinaire et génitale. *Annales des maladies des organes
génitaux urinaires*, 1891.

— Traité Le Dentu et Delbet, t. VIII, p. 811 à 856. *Presse médicale*, 1905, p. 637.

— D'un mode d'infection secondaire de l'autre rein en particulier dans la tuberculose rénale. VIII° Congrès international
d'urologie, 1905.

— Indications opératoires de la tuberculose rénale. Congrès
international urologie, 1908.

ASAKURA. — Ueber die Nierentuberkulose.

ASH. — Sur le sort des bacilles tuberculeux introduits dans les artères
rénales. *Centralblatt f. die Krakh. d. Harn. O. sex. org.*,
1903.

BAUMGARTEN. — Tuberculose expérimentale. *Zeitschrift. f.Klin. Med.*,
1885.

BAUMGARTEN et KAPPIS. — *Berlin. Klin.Woch.*, octobre 1905.

BAZY. — Sur la division endovésicale des urines. Société de chirurgie, Paris, 1908.

BELA. V. RIHMSER. — Beiträge zur Frage der Spontanheilung bei
Nierentuberkulose. *Folia urologica*, Band III, 1908.

BEZAQUET. — Contribution à l'étude du traitement chirurgical de la
tuberculose rénale. Paris, 1898.

BERNARD. — Les affections tuberculeuses des reins. *Bulletin médical*,
n° 8, 10, 12, 1915.

— Traitement de la tuberculose rénale. Néphrectomie ou tuberculine. *Presse médicale*, XIX, 1911.

BERNARD et SALOMON. — *Presse médicale*, 1901.

BODDAERT. — Indications opératoires de la tuberculose rénale. Congrès international urologie, 1908.

BORREL. — Tuberculose expérimentale du rein. *Annales de l'Institut Pasteur*, F. VIII.

BOSCH. — Congrès international d'urologie, 1908.

BRAUN et CRUET. — Diagnostic précoce de la tuberculose rénale. *Annales des maladies des organes génito-urinaires*, nos 19, 20, 21, 1909.

— Les voies d'infection de la tuberculose rénale. Association française d'urologie, octobre 1910.

BRISSET. — Contribution à l'étude du traitement de la tuberculose rénale bilatérale. Paris, 1911.

— Indication du traitement médical et chirurgical par rapport aux formes cliniques de la tuberculose rénale. *Revue internationale de la tuberculose*, Paris, 1911, p. 184-93.

BRONGERSMA. — Congrès international urologie, 1908.

CABOT et SMITH. — Pathology of renal tuberculosis. *Medical communication*, Boston, 1911.

CALLIAU. — Tuberculose et tuberculine. *Gazette des hôpitaux*, août 1909.

CARLIER. — De l'intervention chirurgicale dans la tuberculose rénale. Congrès international d'urologie, 1908.

CASPER. — *Semaine médicale*, 1908.

— Sur la tuberculose rénale. 8e session de l'Association française d'urologie, Paris, 1905.

CASTAIGNE. — Traitement hygiénique, diététique et médical de la tuberculose rénale. *Gazette des hôpitaux*, Paris, 1911.

CASTAIGNE et GOUBAUD. — Sérothérapie anti-tuberculeuse. *Journal médical français*, 1910, p. 463.

CASTAIGNE et LAVENANT. — Traitement médico-chirurgical de la tuberculose du rein. *Consultation médicale française*, 1910.

CASTAIGNE. — Étude clinique et thérapeutique à propos de deux cas de tuberculose rénale. *Bulletin médical*, Paris, 1912.

— Les indications respectives du traitement médical et chirurgical dans la tuberculose des reins. *Journal médical français*, 1911.

CATHELIN. — Du danger des traitements spécifiques dans la tuberculose rénale. *Gazette médicale de Paris*, 1912, p. 141 à 143.

Ceccherelli. — Congrès d'urologie, 1908.

Chateau. — Thèse de Lille, 1910.

Delbet. — Curabilité de la tuberculose rénale. Association française d'urologie, 1905, p. 556.

— Congrès d'urologie, 1908 et 1914.

Desnos. — Évolution de la tuberculose rénale. Société médicale, Paris, 1910.

Desnos et Minet. — Traité des maladies des voies urinaires, 1901.

Dubot. — La tuberculose rénale ne peut guérir que par la chirurgie. *Annales de la policlinique centrale de Bruxelles*, 1907.

— Quatre nouveaux cas de néphrectomie pour reins tuberculeux *Idem*.

Dupasquier — Thèse 1894.

Durand. — Thèse 1886.

Ertzbischoff. — Traitement chirurgical des néphrites. Réno-décortication. Paris, 1905.

Escat. — Pathogénie de la tuberculose rénale. Association française d'urologie, Paris, 1910.

Fayol. — De l'état du rein du côté opposé dans la tuberculose rénale. *Lyon chirurgical*, 1910, p. 558.

Fedorow. — Congrès international d'urologie, 1908.

Fenwick. — The treatment of urinary tuberculosis. *British medical Journal*, 1904.

Ferrier. — Traitement de la tuberculose par recalcification. Société médicale de Paris, 1907.

Gayet et Cavaillon. — De l'exclusion du rein. *Annales des maladies des organes génito-urinaires*, 1906.

Gensoulet. — Traitement de la tuberculose rénale. *Paris chirurgical*, 1910.

Hartmann. — Sur la division des urines.

Heitz-Boyer. — Pathogénie de la tuberculose rénale. Association française d'urologie. Paris, 1910.

— Pseudo-guérison de la tuberculose rénale par le traitement conservateur.

— Néphropathies latentes de l'autre rein. *Journal d'urologie médical et chirurgical*, Paris, 1912

— Rapport du Congrès d'urologie, 1914.

HERESCO. — Rapport sur l'intervention dans la tuberculose rénale. Congrès d'urologie, 1908.

ISRAEL. — Insuffisance des méthodes d'exploration fonctionnelle des reins sur les résultats de la néphrectomie pratiquée pour tuberculose rénale. XXXIV° Congrès Société allemande de chirurgie, avril 1905.

KARO. — Weitere Erfahrungen uber die specifische Therapie der Nierentuberkulose. Berlin, 1911.

KRÖNLEIN. — Uber Nierentuberkulose und die Resultate ihren operative Behandlung. Berlin, 1899.

LANDBLT. — Thèse Lyon, 1910.

LECLERC-DANDAY. — Curabilité de la tuberculose rénale et vésicale par les moyens médicaux. *Bulletin de la Société royale des sciences médicales*. Bruxelles, 1910, n° 7.

LEGUEU. — Des formes communes de la tuberculose rénale et des indications de la néphrectomie. *Annales des maladies des organes génito-urinaires*. Paris, 1901, XIX.

— Traité chirurgical d'urologie, 1910.

— Association française d'urologie, 1910.

LE FÛR. — Association française d'urologie. Paris, 1903.

— Traitement de la tuberculose rénale. Société de médecine de Paris, 1910.

— Association française. Urologie. 1910.

— Tuberculose rénale et néphrectomie. *Paris chirurgical*, 1910.

— Tuberculose rénale et génitale : néphrectomie. *Paris chirurgical*, 1910.

— Valeur comparée du traitement médical et chirurgical dans la tuberculose rénale. *Paris chirurgical*, 1912.

— Du traitement de la tuberculose rénale. *Revue pratique des maladies des organes génito-urinaires*, 1910-11.

— La proportion de la guérison de la tuberculose rénale par la tuberculine. *Revue clinique d'urologie*, 1912.

LEREBOULLET. — La tuberculose en 1910. *Paris médical*, 1911.

LUYS. — Séparation intravésicale des urines et cathétérisme des uretères. *Presse médicale*, août 1910.

MANTOUX. — Traitement par la tuberculine des tuberculoses urinaires. *Presse médicale*, septembre 1910.

MARION. — Médication thérapeutique de la tuberculose rénale. *Journal des praticiens*, 1908.

— Des formes de la tuberculose rénale. *Id.*, 10 mars 1910.

— Conduite à tenir en présence d'un malade soupçonné de tuberculose rénale. *Id.*, août 1910.

— Sur la division endovésicale des urines. Société de chirurgie, Paris, 1910.

— Division intravésicale des urines ou cathétérisme urétéral. *Presse médicale*, 1910.

— Congrès d'urologie, 1914.

MICHON. — Division endovésicale des urines. Société de chirurgie, Paris, 1910.

— Limite des indications de la néphrectomie dans la tuberculose rénale. *Paris médical*, 1912, p. 557 à 561.

MOORE. — The diagnostic and surgical treatment of tuberculosis of Kidnies with report of cases, 1911.

MOTY. — Sur la tuberculose rénale. Assoc. franç. d'urol. Paris, 1905.

NICOLICH. — Congrès international d'urologie. Paris, 1908.

NOGUÈS. — Congrès international d'urologie. Paris, 1908.

OPPEL. — *Folia urologica*, 1907.

PASTEAU. — A propos de la guérison de la tuberculose rénale par oblitération urétérale. *Paris chirurg.*, 1910.

PÉCHÈRE. — La tuberculose du rein est susceptible de guérir par les moyens médicaux. *Journal médical*, Bruxelles, 1907.

PITCHER. — Observations of the diagnostic of renal tuberculosis. The indications for nephrectomy in its treatment and the technic of the operation. *Ann. surg. Philadelphia*, 1912.

POUSSON. — Valeur de l'intervention chirurgicale dans la tuberculose rénale. Congrès international de médecine, Paris, 1900.

— Congrès international d'urologie. Paris, 1908.

— De la mort par anurie après la néphrectomie et de la possibilité d'opérer sans danger des malades atteints de néphro-bacilloses bilatérales. Association française d'urologie, procès-verbal, Paris, 1910, p. 181 à 189.

— Congrès d'urologie, 1911.

Presse médicale, juillet 1911. Congrès de la Société internationale d'urologie. Berlin, 2 et 5 juin 1911.

RAFIN. — Congrès international d'urologie. Paris, 1908.

REYNAUD. — Contribution à l'étude de la tuberculose rénale. Thèse Lyon 1906.

ROCHET. — Quelques observations longtemps suivies de tuberculeux rénaux non opérés. Association française d'urologie. Procès-verbal. Paris, 1911.

— *Progrès médical français*. Paris, 1912, XXVIII.

— Tuberculose rénale bilatérale et néphrectomie. *Lyon chirurgical*, 1912, p. 509 à 524.

— Un cas de néphrectomie avec tuberculose rénale bilatérale. *Lyon médical*, 1912, p. 980-983.

ROCHET et THÉVENOT. — *Lyon chirurgical*, 1912.

ROVSING. — Indication de la néphrectomie dans la tuberculose rénale. Société allemande de chirurgie, XXXIVe Congrès. Berlin, 1905.

SERGENT. — Valeur thérapeutique de la recalcification d'après la méthode de Ferrier. *Presse médicale*, novembre 1910.

TESSIER. — Congrès international d'urologie, 1908.

THOMAS. — Sclérose rénale d'origine tuberculeuse. *La clinique*, juin 1910.

TOSATI. — Studio sperimentale sulla tuberculosa renale ascendante. *Clinica chir.*, 1910.

TUFFIER. — Tuberculose rénale. Traité Duplay-Reclus, p. 276, 2e édit.

VIGNERON. — Thèse 1892. Intervention chirurgicale dans la tuberculose des reins.

WALKER. — The indications of operations in tuberculosis of Kidnies. A review of recent literature. London, 1909.

WILDBOLZ. — Nierentuberkulose, 1913.

WRIGHT. — Traitement de la tuberculose par inoculation. *Presse médicale*, 15 février 1905.

35.753. — Bordeaux, imprimerie Y. CADORET, 17, rue Poquelin-Molière.

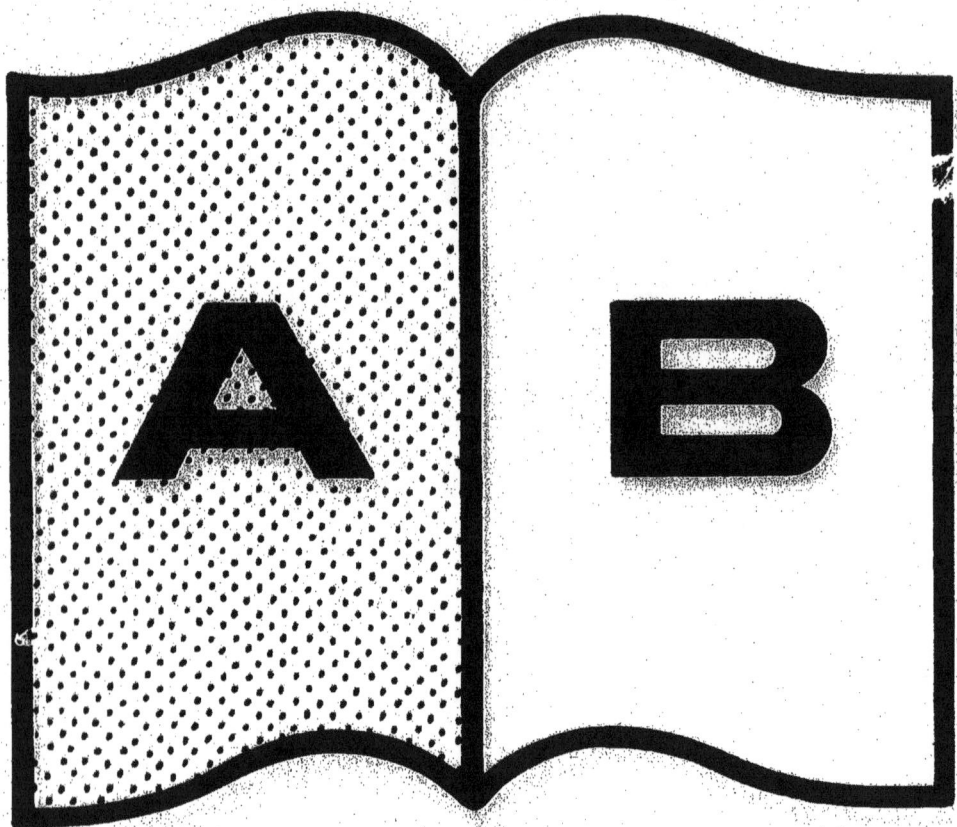

Contraste insuffisant

NF Z 43-120-14

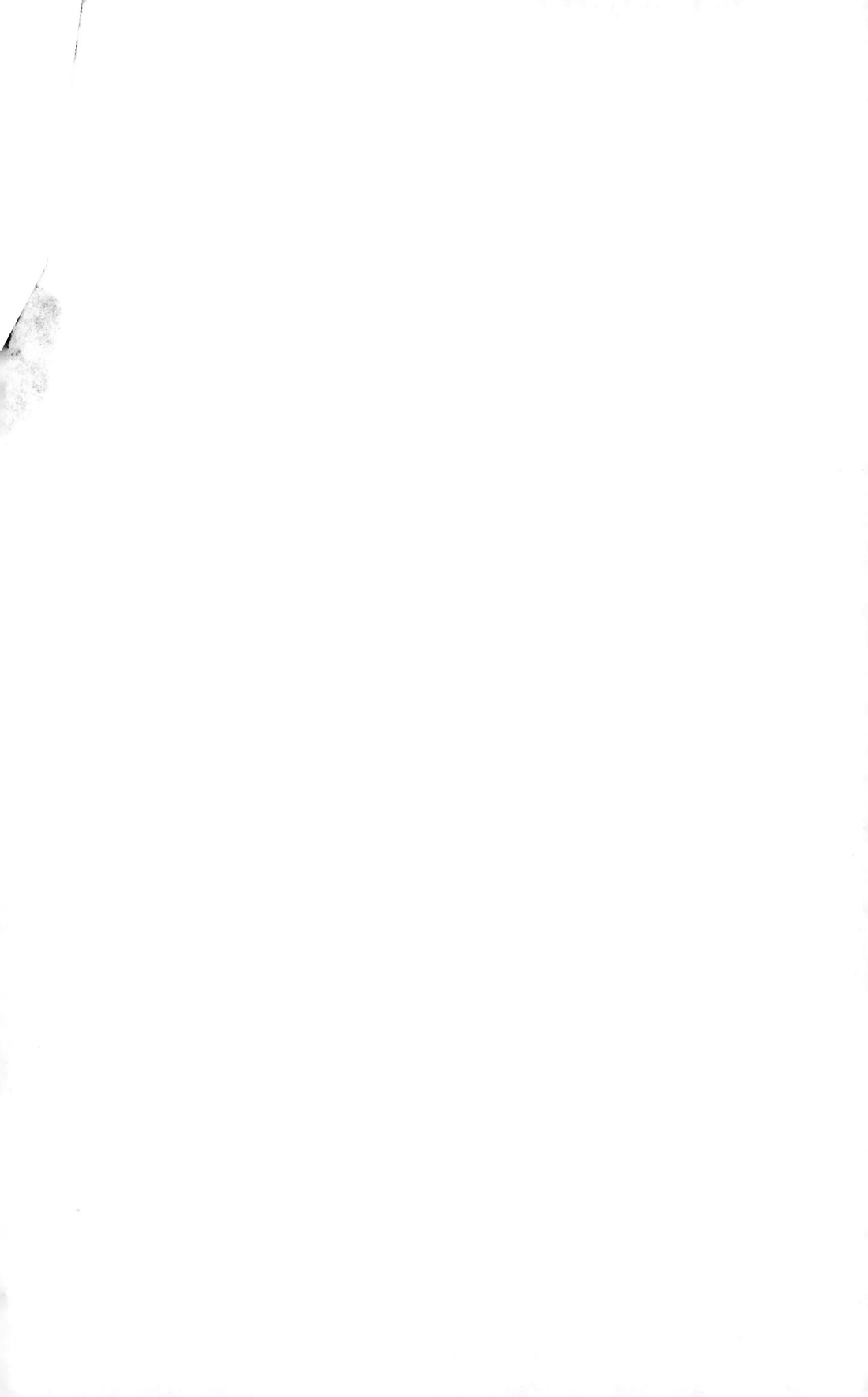

www.ingramcontent.com/pod-product-compliance
Lightning Source LLC
Chambersburg PA
CBHW062011200326
41519CB00017B/4768